咽炎中医治疗与饮食调养

主　编

尹国有

副主编

饶　洪　李　广　李合国

编著者

李洪斌　朱　磊　陈玲曾

徐心阔　孟　毅　周　正

韩振宏　蔡小平

金盾出版社

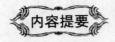

内容提要

本书以问答的形式,简要介绍了咽部的结构、生理功能及咽炎的分类、发病原因、临床表现、诊断与鉴别诊断等基础知识;详细阐述了中医治疗咽炎的辨证治疗、单方验方治疗、中成药治疗及针灸、穴位注射、耳针、敷贴、拔罐等方法,以及饮食调养原则,注意事项,食疗方的材料、制作、用法、适应证等。其文字通俗易懂,内容科学实用,可作为咽炎患者家庭治疗和自我调养康复的常备用书,也可供基层医务人员和广大群众阅读参考。

图书在版编目(CIP)数据

咽炎中医治疗与饮食调养/尹国有主编．—北京:金盾出版社,2017.9

ISBN 978-7-5186-1222-2

Ⅰ.①咽… Ⅱ.①尹… Ⅲ.①咽炎—中医治疗法—问题解答②咽炎—食物疗法—问题解答 Ⅳ.①R276.161-44②R247.1-44

中国版本图书馆 CIP 数据核字(2017)第 045298 号

金盾出版社出版、总发行

北京太平路 5 号(地铁万寿路站往南)

邮政编码:100036 电话:68214039 83219215

传真:68276683 网址:www.jdcbs.cn

封面印刷:北京印刷一厂

正文印刷:双峰印刷装订有限公司

装订:双峰印刷装订有限公司

各地新华书店经销

开本:850×1168 1/32 印张:10 字数:216 千字

2017 年 9 月第 1 版第 1 次印刷

印数:1～4 000 册 定价:30.00 元

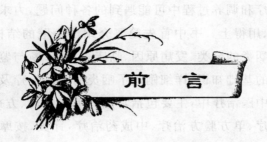

前 言

　　"咽"是食物和气体的共同通道,素有"咽峡要道"之称,也是食管和呼吸道的守护屏障,在人体的位置十分重要,有"伤其咽,必损其身"之说。咽炎是指在季节更替、气候变化、环境恶劣等多种因素的作用下,诱发机体免疫力低下或功能紊乱所导致的咽部黏膜、黏膜下组织及淋巴组织因感染而继发或后遗的反应性炎症。临床中,依据咽炎病程的长短和病理改变性质的不同,通常将其分为急性咽炎和慢性咽炎两大类,是耳鼻咽喉科的一种常见病、多发病。咽炎虽然不是什么大恙,但致使咽部疼痛不适、异物感等,给患者带来肉体和精神上的痛苦,严重影响着患者的工作、学习和生活。在咽炎的治疗中,中医有众多行之有效的手段,食疗是重要的自我调养方法,而患者及其家属的参与尤为重要。为了普及医学知识,增强人们的自我保健意识,让广大读者在正确认识咽炎的基础上,恰当地选用中医疗法治疗咽炎,合理地运用饮食药膳进行调养,我们组织编写了《咽炎中医治疗与饮食调养》一书。

　　本书以咽炎的中医治疗及饮食调养为重点,采用问答的形式,系统地介绍咽炎防治知识,认真细致地解答广大咽炎患者在寻求治疗和调养过程中可能遇到的各种问题,力求让广大读者看得懂、用得上。书中首先简要介绍了咽壁的结构、咽的生理功能及咽炎的分类、发病原因、临床表现、诊断与鉴别诊断等有关咽炎的基础知识;详细阐述了咽炎的中医治疗及饮食调养方法。在中医治疗中,主要包括常用的单味中药、方剂,中医辨证分型治疗、单方验方治疗、中成药治疗,针灸、按摩、拔罐、贴敷、雾化吸入,以及运动锻炼、起居调摄等中医治疗调养咽炎的方法;在饮食调养中,主要包括咽炎患者的饮食调养原则,常用的粥类食疗方、菜肴类食疗方、汤羹类食疗方、滋膏类食疗方,以及适宜于不同体质、不同证型咽炎患者的食疗药膳方等。

书中文字通俗易懂,内容科学实用,所选用的治疗和调养方法叙述详尽,可作为咽炎患者家庭治疗和自我调养康复的常备用书,也可供基层医务人员和广大群众阅读参考。需要说明的是,由于疾病是复杂多样、千变万化的,加之咽炎患者个体差异和病情轻重不一,在应用本书中介绍的药物治疗或调养咽炎方法时,一定要先咨询医生,切不可自作主张、生搬硬套地“对号入座”,以免引发不良反应。

在本书的编写过程中,参考了许多公开发表的著作,在此一并向有关作者表示衷心的感谢。由于我们水平有限,书中不当之处欢迎广大读者批评指正。

尹国有

目 录

一、基础知识

1. 咽在人体的什么地方，分为几部分

　　咽位于颈椎前方，上起颅底，下达第六颈椎下面，成人长约12厘米，略呈漏斗状，前后扁平，上宽下窄。咽前壁不完整，从上向下与鼻腔、口腔和喉腔相通，在环状软骨下缘高度与食管口相连，是呼吸道与消化道的共同通道。咽的后壁和侧壁较为完整，后壁借疏松的结缔组织、椎前筋膜、椎前一些肌肉与之相邻，两侧有颈部大血管和神经通过。咽壁由黏膜层、纤维层、肌肉层、外膜层4层构成。咽从上往下，分成鼻咽、口咽和喉咽三部分。颅底以下，软腭向后延线以上为鼻咽，其前方与鼻腔相通，解剖位置最高，又称为上咽。软腭以下，舌骨延线以上为口咽，其前方通口腔，位置居中，也称为中咽。口咽以下，食管入口以上为喉咽，其前方通喉腔，位置最低，又称下咽。

　　(1)鼻咽：鼻咽顶壁呈穹隆状，为颅底的一部分，底壁为软腭向后做一假想延长线，下方与咽相通，但在吞咽时，因软腭上提与咽后壁接触，鼻咽与口咽暂时完全隔开，后壁连接第1～2颈椎，前方以后鼻孔为界通入鼻腔。鼻咽两侧壁有咽鼓管的开口，称咽鼓管咽口。咽鼓管咽口后上方有一

隆起,称咽鼓管圆枕,圆枕后上方的凹陷区称咽隐窝,是鼻咽癌的好发部位。咽隐窝距颅底破裂孔约 1 厘米,鼻咽癌常循此途径侵入颅内。鼻咽部的淋巴组织有咽鼓管扁桃体及咽扁桃体。

(2)口咽:口咽位于鼻咽以下及舌骨延线以上的部分,后壁相当于第三颈椎椎体前面,当软腭上举,口咽扩大时,可包括第二颈椎的一部分,前方经咽峡与口腔相通。咽峡指上由腭垂(悬雍垂)和软腭游离缘,下由舌背及两侧腭舌弓(咽前柱)和腭咽弓(咽后柱)围成的环形狭窄部位。腭舌弓和腭咽弓之间为扁桃体窝,腭扁桃体位于其中。口咽部的淋巴组织有腭扁桃体、咽侧索、舌扁桃体及咽后的淋巴组织。

(3)喉咽:舌骨延线以下部分为喉咽,前方与喉腔相通,下端在环状软骨下缘平面连接食管。在会厌前方与舌根之间,左右各有一会厌谷,咽喉侧壁与两侧杓会厌壁的外下方各有一梨状窝。两侧梨状窝之间,环状软骨板之后称环后隙,其下方即为食管入口,会厌谷与梨状窝是喉咽部异物易停留处。

2. 咽壁有哪些结构

咽壁像一个套,围住咽腔。咽壁从内向外可分为黏膜层、腱膜层、肌层和筋膜层 4 层,其间纵横分布着许多血管、神经、淋巴组织,并有不少潜在的间隙。

黏膜层位于咽壁表面,有两种上皮分布在咽的不同部位,一种是有纤毛的假复层柱状纤毛上皮,另一种是没有纤毛的复层鳞状上皮。黏膜下层中含有一种能够分泌黏液的腺体,叫黏液腺。黏液附着在黏膜表面,具有湿润和清洁咽腔的作用。腱膜层位于黏膜和肌层之间,由纤维组织构成,其上方与枕骨底部牢固相连。咽腔的肌肉按照不同功能被分为3组,即咽缩肌组、咽提肌组、软腭肌组。咽缩肌组位于内层,有咽上、咽中和咽下三对缩肌,收缩时可使得整个咽腔变小;咽提肌组位于外层,以茎突咽肌、咽腭肌和咽鼓管咽肌为主,收缩时可以将咽、喉部提起,协助完成吞咽动作;软腭肌组包括悬雍垂肌、腭帆张肌、腭帆提肌、舌腭肌和咽腭肌,分别有上提软腭、封闭鼻咽腔、开放咽鼓管、缩小咽峡等作用。筋膜层则覆盖在咽部肌肉的外层。

咽部的血管,动脉来自颈外动脉的分支,静脉则最终汇入颈内静脉。咽部的感觉神经和运动神经构成咽神经丛,来自舌咽神经、迷走神经、副神经及交感神经,另有部分(如鼻咽上部)由三叉神经支配。咽部的淋巴组织极为丰富,由散在的淋巴组织、扁桃体、淋巴结等相互交通汇流,在整个咽部构成内、外两道淋巴环,是人体重要的防御线。咽的淋巴最后汇入颈深淋巴结,患咽炎时常可在颈部两侧耳后下方、下颌角处或颏下等摸到肿大的淋巴结。

3. 什么是咽周围间隙

在颈部深处,咽壁周围有许多肌肉、血管、神经等组织器官,均由筋膜包裹。层层筋膜之间,存在着不少潜在的间隙,此为咽周围间隙。之所以说它们是"潜在",是指这类间隙在正常状态下并不真正呈腔隙状态,而是闭合的。咽周与临床医学关系比较密切的间隙有扁桃体周围间隙、咽旁间隙、咽后间隙、舌下间隙、颌下间隙、颏下间隙等。除了扁桃体周围间隙以外,其余的各间隙之间都可以直接或间接地沟通。

咽周围间隙的作用主要是保证咽部各器官组织有一定的活动范围。例如,吞咽时咽部肌肉的舒缩活动使咽腔产生协调的变化,将食团顺利推下;当头颈活动时,颈部的软组织也可随之调整状态,而不至于发生功能障碍。另外,咽周围间隙既能使颈部的一个区域与另一个区域分隔,在一定程度上限制病变扩展,又由于各隙之间相互沟通,而易造成一个间隙的病变蔓延到其他间隙。咽炎及扁桃体炎、鼻炎、鼻窦炎、中耳炎等,可以扩散到咽周围间隙,或经过淋巴引流、血液循环而导致咽周围间隙内发炎,甚至发生脓肿,这是比较急重的咽喉科疾病之一。小儿的咽后间隙中散在着 10 个左右从口腔、鼻腔、咽部、咽鼓管及中耳黏膜引流而来的淋巴结。因此,当小儿患有这些器官的感染与病变时,发生咽后脓肿的机会较多,容易出现吞咽和呼吸障碍,危及生命,家长应高度重视,及时送患儿到医院诊治。

4. 咽有哪些生理功能

咽位于气体、饮食进出人体的路口,其位置至关重要,有"关卡"之称,具有重要的生理功能。俗话说"咽喉要道",

即说明咽对人体的重要作用,咽部借鼻腔和口腔与外界相通,较易受外界环境的影响。咽的生理功能主要有以下几个方面。

(1)吞咽功能:口咽、喉咽是咽下食物的必经之路,吞咽动作是一种由许多肌肉参与的反射性协调运动,当吞咽的食团接触舌根及咽峡黏膜时,即引起吞咽反射。食团到咽腔时软腭上举,关闭鼻咽腔,舌根隆起,咽缩肌收缩,压迫食团向下移动。由于杓会厌肌、甲会厌肌及甲舌骨肌等收缩及舌根隆起,使会厌覆盖喉口,在呼吸暂停的同时,使声门紧闭,喉上提,梨状窝开放,食团越过会厌进入食管。

(2)呼吸功能:空气从口鼻吸入,经咽、喉进入气管、支气管和肺。咽的上段直接与鼻相通,下段连接喉和气管,位处呼吸道的第二站。鼻有调温、调湿作用和纤毛防御系统的结构和功能,而咽继续传承了这些功能。咽是呼吸时气流出入的通道,正常呼吸时的空气经过鼻和咽腔时,软腭必须保持松弛状态,若鼻或鼻咽有阻塞,就将影响鼻腔的正常呼吸而形成张口呼吸。咽腔黏膜内和黏膜下含有丰富的腺体,对吸入的空气有调节温度、湿度和清洁作用。同时,鼻咽部的黏膜上皮与鼻腔的黏液毯相连接,有较强的黏稠性,可黏附气流中的细菌、尘粒等,并有溶菌酶,可抑制和溶解细菌。

(3)保护和防御功能:咽肌运动对机体起着重要的保持作用,在吞咽和呕吐时,咽肌收缩可暂时封闭鼻咽和喉部,使食物不致反流入鼻腔或吸入气管。若有异物进入咽部,可因咽肌收缩而阻止下行,产生呕吐反射,吐出异物。在咽部两侧位于腭舌弓和腭咽弓之间的三角形间隙内,有粉红色的小肉团,此即腭扁桃体,俗称扁桃体,是咽部最大的淋巴组织,含有各种吞噬细胞,同时可以制造具有免疫力的细胞和抗体,对从血液、淋巴或其他组织侵入机体的有害物质具有积极的防御作用。

(4)发音和共鸣功能:咽腔是一条柔软、可以变形的管道。从喉部声带振动发出的声音,在咽部软腭、舌头及口唇、牙齿等的协同作用下,构成语言声音,并通过咽腔大小和形态的改变而产生共鸣,使声音听起来清晰悦耳。

(5)调节中耳气压功能:咽鼓管咽口位于鼻咽部,中耳通过咽鼓管、咽部与外界相通。随着不停的吞咽活动,咽鼓管也经常开放或关闭,开放时咽部的空气进入中耳腔内,使中耳与外界大气压达到平衡,关闭时中耳腔内的空气逐渐被腔壁吸收,呈负压状态,直到咽鼓管再次开放,又达到平衡。吞咽运动可使咽鼓管开放,从而使中耳气压与外界大气压得以平衡,中耳内外的气压平衡是保证声波正常传导、维持正常听觉的重要因素之一。

5. 美妙的声音与咽有什么关系

声音来源于喉部,呼出的气流从气管自下而上冲击闭合的声门,使声带振动,发出声音,通过上、下共鸣腔(咽、口、鼻、鼻窦和气管、肺)的共鸣作用,使声音听起来清晰悦耳。其中,咽部通过软腭活动及咽腔大小、形态的变化,对声音语言的形成和清晰度有着重要的作用。

鼻咽腔能够吸收一定的音调,随着悬雍垂和软腭的松弛或上举,使发出的声音带有柔和特殊的鼻音,并产生共鸣作用。如果软腭瘫痪,或患有先天腭裂,则发出的声音含混不清,这种情况叫开放性鼻音;当鼻咽部增殖体炎症、肥大,或发生肿瘤时,则声音听起来沉闷,叫闭塞性鼻音。

咽腔相当于一个共鸣箱,随着咽部肌肉的活动而改变着四壁的大小、形状及坚硬度,有选择性地对不同音调产生最好的共鸣,尤其对频率较低的低声调具有较好的共鸣强化作用。当口咽和喉咽部有炎性肿胀、脓肿、肿瘤时,共鸣腔被病变占据,就会出现声音异常,如同口中含物说话或声音嘶哑。

咽部扁桃体手术一般不致引起声音质量的改变,但有些患者由于术中损伤或术后瘢痕形成,会使共鸣受到影响。因此,患者术后应早期科学地练习发声,这一点对于声乐专业人员尤为重要。

6. 咽炎是如何分类的

咽炎是指在季节更替、气候变化、环境恶劣等多种因素的作用下,诱发患病机体免疫力低下或功能紊乱所导致的咽部黏膜、黏膜下组织及淋巴组织因感染而继发或后遗的反应性炎症,属于口咽部的非特异性炎症,常为上呼吸道感染的一部分。咽炎是耳鼻咽喉科的一种常见病、多发病,临床中依据病程长短和病理改变性质的不同,将其分为急性咽炎和慢性咽炎两大类。

（1）急性咽炎：急性咽炎是咽部黏膜、黏膜下组织的急性炎症，多见于冬春季，常累及咽部淋巴组织，可单独发生，也常由急性鼻炎、急性扁桃体炎等蔓延所致。急性咽炎有急性单纯性咽炎、急性水肿性咽炎和急性坏死性咽炎之分，其中尤以急性单纯性咽炎最为常见。急性咽炎之炎症早期可局限于咽部一部分，也可波及整个咽腔。若患者抵抗力差，或引起咽炎的原因不能根除，急性咽炎长期反复发作，咽部的炎症逐渐转变成慢性，则成为慢性咽炎。

（2）慢性咽炎：慢性咽炎是咽部黏膜、黏膜下及其淋巴组织的慢性炎症。弥漫性炎症常为上呼吸道慢性炎症的一部分，而局限性者则多为咽部淋巴组织的炎症。根据慢性咽炎病理改变的不同，可将其分为慢性单纯性咽炎、慢性增生性咽炎（或称慢性肥厚性咽炎）、慢性干燥性咽炎和慢性萎缩性咽炎4种类型。慢性咽炎是一种常见病，多发于中年人，虽然病情并不太重，但其病程较长，症状顽固，反复发作，不易治愈。

7. 咽炎有哪些危害

咽炎虽不是什么大恙，但致使咽部疼痛不适、异物感等，不仅造成咽局部的功能障碍，也可波及邻近器官组织，甚至影响全身其他系统，损害人体健康，给患者带来肉体和精神上的痛苦。

罹患急性咽炎时，除咽痛外，还可出现发热、怕冷、头痛、周身酸痛、食欲差、大便干、口干等全身中毒反应。有细菌感染时，血常规检查白细胞总数升高。如果咽痛剧烈，影响吞咽，还会造成机体营养、代谢失调。如果治疗不及时，或反复发作，可转为慢性咽炎。若感染向上蔓延，波及耳、鼻，可导致急性鼻炎、鼻窦炎、急性中耳炎等；向下发展，可侵犯喉、气管等下呼吸道，引起急性喉炎、气管炎、支气管炎及肺炎；若致病菌及毒素侵入血液循环，则可引起全身并发症，如急性肾炎、脓毒血症、风湿病等，对身体危害极大。

罹患慢性咽炎者，患者经常感到咽部不适，稍微受凉、劳累，或说话多，较长时间没喝水，便觉得咽痛、灼热加重，咽痒引起阵阵刺激性咳嗽，影响休息。若干燥性咽炎，则咽干明显，说话和咽唾液也感到费劲，需频频饮水湿润，甚至夜间也需要起床喝几次水，但也只能暂时缓解症状，很快就又感到咽干，有的人吃饭时需用汤水才能将干硬的食物咽下去。有些患者表现为咽部异物感，常做吭喀和吞咽动作，希望能将异物排除，而这些无效的清嗓动作只能加重原有的不适，于是患者怀疑自己咽部、喉咙或食管里长了肿瘤，造成很重的精神负担和压抑感。还有的人由于咽部黏膜增厚，影响呼吸的通畅因而睡眠打鼾。炎性分泌物及细菌停留在咽部，可发生口臭，不仅影响他人，患者自己也十分苦恼。

慢性咽炎导致咽部抵抗力下降，遇气候冷、热、干、湿变化时，黏膜的加温、加湿调节作用减弱，纤毛活动和分解吞噬功能不足，细菌和病毒容易在局部停留繁殖，成为慢性感染病灶。因此,这些患者很容易感冒,引起咽炎急性发作。咽部的感染炎症波及其他系统,可并发慢性喉炎、慢性气管炎及支气管炎、肾炎、心脏病等,长期炎性分泌物被咽入胃中,还可引起消化不良、食管炎、胃炎、肠炎等,毒素吸收可造成头晕、头痛、疲乏、精力减退、消瘦、低热等全身反应。

尽管咽炎算不上什么大病、重病,但因其发病率高,容易被轻视等原因,往往会影响身体健康和人们正常的工作、生活,所以不论患了急性咽炎还是慢性咽炎,都应该及早到医院检查,并积极配合治疗。

8. 急性咽炎发病原因有哪些

急性咽炎是咽部黏膜、黏膜下组织的急性炎症,咽部淋巴组织也常被累及,可单独发生,也常继发于急性鼻炎、急性扁桃体炎。急性咽炎多发于冬春季,炎症早期可局限于咽部某一部分,随病情的进展,整个咽腔常可受累,同时也常为全身疾病的局部表现,或是急性传染病之前驱症状。

急性咽炎发病很急,开始时只是觉得喉咙热热的、很干,即使不停地喝水也无济于事,之后喉咙疼痛,而且疼痛渐渐变得严重,吞咽口水时咽痛往往比吃饭时更为明显,疼痛可放射到耳部,大多数患者没有其他不适症状,偶尔可有发热、头痛、四肢酸痛等。如果是脓毒性咽炎,则全身及局部症状都较严重,如炎症扩散到喉部,则有咳嗽和声音嘶哑,严重时还可引起中耳炎、鼻炎、鼻窦炎、喉炎、气管炎、支气管炎、肺炎等。

急性咽炎的发生主要与病毒、细菌感染及所处的环境变化及自身免疫力突然降低有关。正常人的咽部犹如一个微型小环境,除了大家熟悉的黏膜、肌肉、血管、神经等组织外,还寄生着一定数量的细菌、病毒等微生物,只不过与宿主机体处于动态平衡状态而不引发疾病而已。当人体因过度劳累、饥寒侵扰或周围环境剧烈变化等因素作用而导致机体免疫力迅速下降,影响了咽部微环境平衡时,或者外侵的病原微生物数量和毒力都显著优势于局部抵抗力而导致咽部正常微生物菌群失衡时,就会在咽部诱发急性炎症反应,即急性咽炎。

日常生活中,能引发急性咽炎的病因多种多样,归纳起来主要有病毒感染、细菌感染及物理和化学因素的影响等。病毒感染约占80%的病例,以柯萨奇病毒、腺病毒、副流行性感冒病毒多见,鼻病毒及流行性感冒病毒也较为常见,常因飞沫和密切接触患者而被传染。细菌感染以链球菌、葡萄球菌及肺炎链球菌多见,其中以A组乙型链球菌感染者最为严重,可导致远处器官的化脓性病变,称之为急性脓毒性咽炎。物理和化学因素的影响包括接触高温、粉尘、烟雾、刺激性气体,气候的突然变化(如秋冬和冬春交界季节),以及吸烟、饮酒、嗜食辛辣刺激性食物等。此外,受凉、疲劳及抵抗力下降等,也均为急性咽炎的诱发因素。

9. 哪些人容易患急性咽炎

急性咽炎是一种非常多见的上呼吸道急性炎症,常由伤风感冒引起,几乎每个人的一生中都有过该病的体验,只不过有的人病势轻些,有的人病势重些,有的人时常患,有的人不常患而已。容易患急性咽炎的人在医学上叫急性咽炎的高危人群,这些人应作为重点预防对象。通常认为,以下几种情况的人容易患急性咽炎。

(1)平素即患有慢性咽炎、慢性扁桃体炎、慢性鼻炎、慢性鼻窦炎或慢性中耳炎等疾病的人,由于这些病变器官都同处于一个管腔通道系统,大多数都为呼吸道上皮所覆盖,而且基本上都居于咽之上游,其炎性病变直接蔓延或炎性产物向咽部方向引流的结果,可以直接诱发咽部黏膜炎性反应性病变,或因频繁持续的劣性病理刺激导致咽壁黏膜抵抗力下降而进入易感状态,一遇不良因素刺激就容易诱发急性咽炎。

(2)患有甲状腺疾病、胃肠炎或胃肠功能紊乱、肾病、月经不调、贫血、肿瘤等慢性全身性疾病的人,或存在内分泌失调的人,因全身抵抗力减弱和内分泌激素水平的异常改变,在寒冷刺激、疲劳等诱发因素的作用下,也容易发生急性咽炎。

(3)经常处于过度疲劳状态,长期精神过度紧张或压抑,或过度嗜好吸烟、饮酒的人,也容易患急性咽炎。

(4)有害的刺激性化学气体或高密度粉尘频繁接触者,如水泥、制革、羽毛、烟草、化工厂等行业的工人,也容易罹患急性咽炎。

(5)平时缺乏锻炼,以至于身体状况虚弱,或工作、生活环境差,环境适应能力差的人,也是急性咽炎的易患人群。

10. 慢性咽炎常见的发病原因有哪些

慢性咽炎是指以咽部灼热干痛、咽痒、咽部刺激或异物感等各种咽部不适症状为主诉的咽部黏膜、黏膜下组织及咽壁淋巴组织的弥漫性非特异性炎症状态,常伴有鼻炎、鼻窦炎等其他上呼吸道慢性疾病,是一种人群中十分常见的咽部疾病。

引发慢性咽炎的病因较多而且复杂,一般认为多半慢性咽炎是由咽部急性炎症反复发作,逐渐演变而来的。将引发慢性咽炎的病因归纳起来,可概括为外界刺激因素、局部因素及全身因素。

(1)外界因素:外界刺激因素的持续性作用在慢性咽炎的发病中占有重要地位,如长期嗜酒、吸烟及嗜食辛辣刺激性食物;工作环境污染,长期接触粉尘、化学气体等有害物质的刺激;生活地域气候寒冷、过度干燥;职业因素,如发声方法不正确或用嗓过度等。

(2)局部因素:局部或病变邻近病灶的长期刺激作用是慢性咽炎发病中不可忽视的因素,如急性咽炎反复频繁发作,咽炎急性发作期治疗不彻底或治疗不及时;邻近器官慢性病灶,如慢性鼻炎、慢性鼻窦炎、慢性扁桃体炎、牙龈炎、龋病、慢性中耳炎等病程中,由于慢性炎症的直接蔓延,或炎性分泌物引流入咽部而形成的长期刺激,可以直接或间接诱发慢性咽炎;或因慢性鼻病造成鼻通气困难而经常口呼吸,未经鼻腔黏膜调节过滤的吸入空气对咽壁黏膜产生持续性的不良刺激,也可在咽部引发慢性炎症。

(3)全身因素:全身因素的影响也是诱发慢性咽炎的一个方面,如慢性过度疲劳状态、长期精神紧张或抑郁状态,都会造成机体免疫功能,特别是咽壁黏膜局部免疫力下降;长期生活不规律,具有特异性体质如过敏体质的人,可能存在不同程度的咽壁黏膜神经血管反应性的异常;全身性慢性疾病,如贫血、糖尿病、便秘、心脏病、肾炎、肝硬化、甲状腺功能亢进等,亦常常引起咽壁黏膜局部微循环障碍与神经血管反应性异常。这类全身不良因素的影响,为咽壁黏膜慢性炎症的发生及其神经血管感受器的不良感受与异常反射效应奠定了病理基础。

11. 为什么咽炎高发于办公一族

办公一族是咽炎的高发人群。据调查,约70%的坐办公室的白领们患有不同程度的"办公病",其中咽炎名列之首。这是因为办公室内外的温差大,室内空气质量差,容易诱发咽炎。白领们大部分在装有中央空调的写字楼内办公,空调房间封闭或极少开窗通风,室内空气流动性差、干燥,室内温度、湿度适合病菌的生存、繁衍。闷在这样密不透风的办公室里,容易感染微生物引发咽炎、扁桃体炎等。开会时,很多人挤在狭小的会议室,再加上吸烟者吞云吐雾,吸烟和被动吸烟都很容易诱发咽炎。如果办公室新装修,各种挥发性气体(如油漆味)也刺激咽喉。长时间面对电脑可诱发颈椎问题,如果颈椎骨质增生,压迫神经也会间接引起咽部不适。办公一族的人们生活节奏快,工作压力大,人际关系复杂,长期疲劳,精神紧张,体育锻炼少,缺乏足够的睡眠休息或晚睡迟起,正常的生活规律被打破,还有的人因各种原因终日闷闷不乐,脾气急躁,这些因素都会影响体内的正常调节机制,导致免疫力降低。免疫力降低,人体血液中的淋巴细胞可能相对减少或功能不足,细菌易乘虚而入。加之生活方式不规律,极易打破身体常驻菌的平衡,使咽受到细菌的感染而引发咽炎。白领们应酬多,夜生活丰富,也会导致咽炎。因工作需要,白领精英们常出入一些社交场所,男士们在酒精与香烟的"围攻"下,咽喉"失守",而女性白领往往衣着"清凉",再加上烟雾的"熏陶",也会导致咽炎增多。

12. 为什么慢性咽炎常于慢性鼻炎、慢性扁桃体炎前后发病

许多朋友在咽喉部不舒服时,起初是单一的扁桃体炎,因没有及时治疗,后来就转为慢性扁桃体炎和慢性咽炎。有的朋友咽部作痒微痛,常有黏稠分泌物贴于咽后壁不易清除,经常"吭、喀"作声,医生除诊断为慢性咽炎外,还诊断患有慢性鼻炎等疾病。为何慢性咽炎常与慢性鼻炎、慢性扁桃体炎等疾病结伴而行呢?这还得从咽、扁桃体的结构说起。

咽不是一个封闭的器官,分别通过后鼻孔与鼻腔相通,

通过咽与口腔相通,当鼻腔、鼻窦、口腔、牙龈和扁桃体等器官出现急性、慢性炎症时,炎症会沿着黏膜、黏膜下组织、局部淋巴和血液循环侵犯到咽部,引起咽部炎症。

由于扁桃体有多个深浅不一的隐窝,易为细菌存留繁殖,因而扁桃体很容易发炎。当其反复感染或自身免疫的作用可迁延成为慢性炎症,慢性扁桃体炎和鼻炎等疾病分泌的炎性物质顺流到咽部,长期刺激咽部引发慢性咽炎。又由于鼻腔黏膜呼吸区内含有丰富的血管和腺体,分泌的黏液含有大量的溶菌酶,对外界空气具有加温、加湿和过滤作用,鼻呼吸可以保护呼吸通道免遭外界因素损害,当鼻部疾病使鼻呼吸受阻,被迫张口呼吸,久而久之,干燥的空气会直接损害咽部黏膜,诱发慢性咽炎。

一般情况下,只要有慢性扁桃体炎就一定有慢性咽炎,两者相互影响,形成恶性循环。首先要治疗慢性扁桃体炎,同时对鼻腔、鼻窦和口腔疾病要早检查、早治疗,可达到防治慢性咽炎的目的。

13. 哪些不良的生活习惯容易引起咽炎

咽炎的发生与不良的生活习惯密切相关,长期吸烟、饮食不调、生活不规律等,均是容易引起咽炎的不良生活习惯。

(1)长期吸烟:在导致慢性咽炎的不良生活习惯中,首当其冲的就是吸烟。长期吸烟可使支气管黏膜的纤毛受损、变短,影响纤毛的清除功能,破坏了咽部的内环境,降低了局部的防御功能。此外,吸烟使黏膜下腺体增生、肥大、黏液分泌增多及呼吸道微生态失调,细菌、灰尘易积聚咽部和支气管,增加感染的风险。

(2)饮食不调:饮食不调,饥一顿饱一顿,或暴饮暴食,使胃肠道的功能紊乱,影响了消化吸收,造成体质衰弱,容易感冒而引发慢性咽炎。偏食各种肉类和油煎食物,不吃蔬菜,或害怕发胖只吃蔬菜和少量谷物面食,长期下去,可导致体内营养失去平衡,维生素、蛋白质等成分缺乏,体质下降,则慢性咽炎易于发生。喜欢吃过热、过冷或辛辣刺激的食物,或嗜饮烈酒、浓茶,使咽部黏膜经常处于充血状态,不仅可加重咽部不适症状,还容易诱发慢性咽炎。进食过快,食物未经细嚼就吞咽,粗糙的食团使咽部负担加重,炎症难以消除,并容易被混杂在食物中的异物(如鱼刺、砂粒等)扎破黏膜,引发或加重炎症。

(3)生活不规律:现代人的生活节奏加快,人际关系复杂,经常处于疲劳、精神紧张状态,体育锻炼的机会减少,缺乏充足的睡眠休息,或晚睡迟起,生活规律紊乱,还有的人因各种原因而终日闷闷不乐、脾气急躁,这些因素都会破坏体内的正常调节机制,使身体抗病能力减弱,易受外界致病因素的侵袭,使咽部发生炎症,或迁延难愈,病情加重。

(4)其他:习惯性的张口呼吸,或不由自主地"吭、喀"干咳,都会加重咽部黏膜的炎症,对慢性咽炎的治疗康复不利。

14. 为什么慢性咽炎也偏爱交通警察

随着经济的快速发展,机动车保有量呈直线上升,机动车尾气排放已成为大气污染的主要来源,雾霾天气在城市日渐增多。机动车尾气排放的污染物成分复杂,一般为气体和颗粒物两大类,其中对人体危害最大的是一氧化碳、碳氢化合物、氮氧化合物等。

交通警察长期在路口执勤,许多执勤路口氮氧化合物、一氧化碳和粉尘浓度均超过国家大气卫生标准。空气中飘浮的灰尘无孔不入,长期工作在这样的环境中,这些物质大量钻入人体鼻腔,当鼻腔里鼻毛来不及清扫灰尘时,灰尘会顺道黏附于咽部和支气管。同时,汽车尾气中的碳氢化合物和氮氧化合物在阳光作用下发生化学反应,生成臭氧。臭氧与大气中的其他成分结合形成光化学烟雾,光化学烟雾直接刺激人的眼睛,而引起眼结膜充血,刺激咽部诱发咽炎。在一些交通要道处,出现雾霾天气的概率较其他地方明显为多,此时空气流动缓慢,空气中有害细菌和病毒向周围扩散的速度也随之变慢,单位面积的空气中含有细菌和病毒浓度增高,人体与外界相通的咽部随时有被细菌、病毒感染的危险。另外,交通警察由于值勤的需要,常常是上岗时少喝水,甚至不喝水,加之讲话较多,这也容易引发咽炎。因此,交通警察在给我们提供良好的交通秩序的同时,慢性咽炎也悄悄地"爱"上了交通警察。

15. 为什么慢性咽炎青睐教师和歌手等职业用嗓者

每个人都可能患慢性咽炎,但其概率不同。有关调查显示,人群中男性约 37%、女性约 43% 都有不同程度的咽喉部不适的感觉,教师、歌手等职业用嗓者高达 74.6%。在医院耳鼻咽喉科门诊中,慢性咽炎中近八成患者都是教师或歌手,为什么慢性咽炎青睐教师和歌手,尤其是教师呢?这与他们的职业密切相关。教师教书育人、传道授业和解惑都离不"言传"和"身教",职业因素使教师上课时不停地说话。目前,中小学一个班的学生通常多达 60～70 人,甚至更多,小声讲课影响授课效果,为此教师嗓子发音强度过大。过度用嗓使咽部黏膜在强气流高负荷冲击下容易引起黏膜充血肿胀,进而出现咽部疼痛不适、异物感等症状。同时女教师在月经生理周期也无法避免少说话,这是促发慢性咽炎的因素之一。同时,教师每天都必须同大量的粉笔浮尘打交道,吸入过多的粉笔灰尘会损伤咽部黏膜上皮细胞和腺体,从而破坏了咽部黏膜的局部防御功能,理所当然地成为慢性咽炎的好发者。

歌手因职业因素,需要每天练声、唱歌,这要科学分配用嗓时间。但有的歌手因忙于专辑的录制和马不停蹄地参加全国各地演出活动,很容易过度用嗓,使嗓子疲惫不堪。如果繁忙的工作期正好赶上冬季,那么长期在密闭的空调房间里,将促使咽喉部黏膜干燥,稍不注意科学用嗓,很容易染上慢性咽炎。

16. 乔迁新居容易患慢性咽炎是怎么回事

随着人们生活水平的提高,居住条件的不断改善,乔迁新居者屡见不鲜,然而不可否认的是,随之而来出现咽部痒痛不适、干咳等症状者也日渐增多,乔迁新居容易患慢性咽炎已是不争的事实。那么,乔迁新居容易患慢性咽炎是怎么回事呢?

随着现代建筑的发展,人们对建筑室内的装饰、陈设要求越来越高,同时带来的室内环境污染也越来越严重。有的人搬入新房不久,虽然不吸烟,也很少接触吸烟环境,却经常感到嗓子不舒服,干咳,异物感,有的人以为是患了伤风感冒而不以为然,结果嗓子越来越干燥,甚至还有的人咳嗽频繁时出现小便失禁,这些都是室内空气污染所致的咽炎的症状。

据统计,全球近50%的人处于室内污染中,室内环境污染已经引起约35.7%的呼吸道疾病,慢性咽炎是其中之一。美国专家检测发现,新装修房子里的空气中存在500多种挥发性有机物,其中甲醛和总挥发性有机物是家庭室内装修的主要空气污染物,装饰材料所使用的胶合剂和板材中残留的甲醛会逐渐向周围环境释放,甲醛有很强的刺激性,与鼻、眼和咽部黏膜直接接触,在一定的温度、湿度下可引起眼、鼻和咽部的刺激症状,有的出现流泪、鼻塞和打喷嚏,有的出现咽干、干咳等咽炎症状。有研究还表明,甲醛还可使体液免疫增强,促使发生过敏反应。室内装修致使空气污染,空气污染给上呼吸道造成不良刺激,大大增加了罹患慢性咽炎的可能性。

因此,乔迁新居者要小心被慢性咽炎"惹"上。当出现咽部不适、干咳等症状时，应考虑是否因室内空气污染所致，治疗时要寻找过敏源，注意开窗通风，必要时请相关部门进行室内空气质量检测。对此类咽炎患者，在常规治疗咽炎的基础上，可适当加用抗过敏药和镇咳药。

17. 为什么冬季容易患慢性咽炎

感冒是一种常见的上呼吸道感染性疾病，一年四季均可发生，但尤以冬季为多。据有关资料统计，在冬季的感冒患者中，大约有 15% 的转为慢性咽炎，为什么在冬季容易患慢性咽炎呢？

我们知道，环境温度随四季和昼夜变化着，而人体温度能稳定在一定范围内，主要是通过皮肤、黏膜、血管的收缩与扩张来调节的。在炎热的夏天，血管扩张散热，在寒冷的冬季，血管收缩减少散热。其中，人体的鼻腔和咽部血管对环境非常敏感。在冬季，鼻、咽部血管遇冷收缩，局部血流量相应减少，这样使抵抗细菌侵袭的白细胞数目也相应减少，结果导致鼻、咽部抵抗力下降，如果人们外出不采取防冻保暖措施，那么与外界相通的咽喉部就容易遭受细菌、病毒等病原微生物的侵袭，引发咽喉肿痛。

另外，冬季门窗紧闭和室内暖气开放，使室内空气异常干燥。干燥的空气影响了鼻、咽部黏液正常分泌和纤毛蠕动性，结果使鼻、咽部对空气清洁和湿润的能力下降。也就是说，干燥的空气就可直接刺激和损害咽部黏膜。而且由于冬季寒冷，人们为了温中驱寒，经常食用羊肉、狗肉和辛辣食物,这些食物易使人上火,如果本身患有伤风感冒,再食用此类食物就会火上浇油,使感冒久拖不愈而转为慢性咽炎。

18. 为什么吸烟者容易患慢性咽炎

吸烟的危害是人所共知的,吸烟与慢性咽炎的发病密切相关,是慢性咽炎最主要的致病因素之一。咽部是一个开放性器官,是呼吸和消化共同的通道。在正常情况下,每个人的咽部都驻扎着多种细菌、病毒和尘埃,但它们能与人体相安无事,这主要得益于咽部的内环境的稳定,这些包括咽部黏膜层大量的腺体和杯状细胞能分泌黏膜保护剂,同时呼吸道支气管黏膜上还有许多纤毛,能及时清除灰尘,可以说腺体分泌的黏液和纤毛的运动及局部淋巴组织是咽部自我保护的重要因子。

现代研究证实,烟草中含有的尼古丁是使吸烟者成瘾的物质,吸烟的烟雾中可以分离出 3 000～4 000 种有害成分,主要为焦油、尼古丁、一氧化碳、氧化亚氮、氰氢酸和丙烯醛等。烟草中的尼古丁可降低免疫细胞寻找并消灭细菌的能力,长期吸烟可促使隐藏于咽部的细菌兴风作浪,引起咽炎。同时,香烟中的醛类可直接刺激咽部,引起黏膜下腺体增生、肥大,出现咽部异物感。此外,如果鼻毛和黏膜纤毛长期暴露在香烟的烟雾中,鼻毛、纤毛将会受损、变短,影响鼻毛和纤毛的清除功能,这样黏液及细菌、灰尘易积聚咽部和支气管,增加感染的风险。

长期吸烟破坏了咽部的内环境,降低了局部的防御功能,使咽部炎症久治难愈,形成慢性咽炎。同样,被动吸烟者其咽喉受到的刺激和吸烟者几乎是一样的,也承担着患病的风险。戒烟不仅能预防慢性咽炎的发生,慢性咽炎戒烟以后,其咽部干痒、疼痛不适、异物感等症状能得到不同程度的减轻。广泛宣传吸烟的危害,提倡戒烟,对于防治慢性咽炎是非常重要的。

19. 为什么喜好吃辛辣食物者容易患慢性咽炎

我们时常可以听到,"某某患有慢性咽炎,是因为他喜好吃辛辣食物引起的""某某因吃辣椒,咽部梗噎不适又重了""某某因喜好吃辛辣食物,患慢性咽炎已经多年了"。似乎辛辣食物与慢性咽炎有密切的关系。那么,为什么喜好吃辛辣食物者容易患慢性咽炎呢?

辛辣食物包括辣椒、大葱、生姜、干姜、大蒜、茴香、胡椒等,是我们烹调美味佳肴不可缺少的调味品。适当选用辛辣食物食用,可增进食物欲,也有助于血液循环,同时大葱、生姜、干姜、茴香等均属药食两用之品,还有散寒镇痛和理气和中等功效,适当食用确实对身体是有益的。但任何事情都有两面性,如辛辣食物中的辣椒,可以说是许多人爱吃的食物,有的人甚至"无辣不饭",但常吃辣椒可引发诸多不适,也容易罹患慢性咽炎、胃痛、痔疮等。虚寒体质者适当食用辛辣食物是十分有益的,日常生活中为了改善口味、增进食欲也宜适当吃一些辛辣食物,但长期嗜食辛辣食物易于损伤脾胃,使脾胃运化失常,水湿停聚为痰,凝结咽喉,出现咽喉部不适、异物感等。同时,饮食过于辛辣,易致肺胃蕴热,上蒸咽喉,出现咽部干痒、疼痛不适等。

辛辣食物不仅容易促使内热虚火上炎于咽喉,出现咽喉炎,同时辛辣食物具有发散作用,如果过多食用,容易耗气,长期耗气会出现气虚,降低人体免疫力,隐藏在咽喉部的细菌会乘虚而入,滋生咽喉部疼痛,出现咽部肿痛等不适的感觉。尽管辛辣食物能给我们带来美味,并不是所有的人都适合选用,当出现便秘、口干咽燥和舌质发红等热证时,如果再食用辛辣食物,就会"火上浇油"。

喜好吃辛辣食物者确实容易患慢性咽炎,如果生活环境空气很干燥,又是职业用嗓者,要想远离慢性咽炎,一定要注意节制辛辣食物,否则慢性咽炎定会光顾您。

20. 急性咽炎有哪些临床表现、并发症

(1)临床表现:急性咽炎起病较急,初起时自觉咽部干燥、灼热,继而出现咽部疼痛,吞咽唾液时的咽痛感觉往往比进食时更为明显,因而常常称为所谓的"空咽痛",这是急性咽炎咽部疼痛的重要临床特征之一,可以借此而作为与其他感染性咽部疼痛、特别是急性扁桃体炎的重要症状鉴别诊断依据之一。急性咽炎的全身症状一般都比较轻,但因年龄大小、机体免疫力水平,以及病毒、细菌毒力之不同而表现程度不一,可有发热、头痛、食欲缺乏和四肢酸痛等

表现。如为脓毒性咽炎,则全身及局部症状都较严重,感染性炎症病变侵及喉部,则可出现咳嗽和声音嘶哑。作为上呼吸道感染的一部分,急性咽炎的主要体征通常表现于口咽及鼻咽黏膜,行咽部检查时,可见口咽及鼻咽黏膜弥漫性充血水肿,腭咽弓、悬雍垂可能出现轻度水肿,咽后壁淋巴滤泡和咽侧索红肿,表面可能有白色点状渗出物,或伴有颌下淋巴结肿大及压痛。继发有细菌感染者,可在淋巴滤泡中央黏膜下出现黄白色点状外观表现。病变广泛而且严重者,可能累及会厌及杓会厌襞,导致局部水肿的发生。在急性咽炎病程中,扁桃体也可能受到一定程度的波及,出现扁桃体黏膜的卡他性炎症反应,但是扁桃体的病理表现仅仅是反应性改变而已,不会成为弥漫性咽部急性充血性反应的中心部位,一般都会较之咽壁黏膜的充血程度为轻,因而不难与急性扁桃体炎相鉴别。

(2)并发症:急性咽炎如果治疗不及时,或反复发作,可转为慢性咽炎。因咽毗邻咽鼓管、鼻腔、鼻窦、喉、气管、支气管,急性咽炎可引起上述部位的病变,如出现中耳炎、鼻窦炎、鼻炎、喉炎、气管炎、支气管炎及肺炎等。若致病菌及其毒素侵入血液循环,可引起远处器官的炎症性病变,如急性肾炎、脓毒血症、风湿热等,还可造成头晕、头痛、疲乏、精力减退、消瘦、低热等全身反应。长期炎性分泌物被咽入胃中,可引起消化不良、食管炎、胃炎、肠炎等。

21. 急性扁桃体炎与急性咽炎有什么关系

扁桃体是分布在咽部各处的较大淋巴组织,是抵御和消灭从口、鼻而入的病原微生物的重要防线。扁桃体有 5 种,其中体积最大、最有代表性的是位于口咽两侧的腭扁桃体,通常人们所说的扁桃体炎就是指腭扁桃体的非特异性炎症。

扁桃体炎和咽炎是临床医学根据不同病理改变和解剖部位而分类的两种病,但实际上两者常同时存在,且互相影响。一般来讲,如果以咽壁黏膜各层炎症为主,称为咽炎;如果以扁桃体的黏膜、隐窝、实质或滤泡炎症为主,称为扁桃体炎。

急性扁桃体炎与急性咽炎在大多数情况下是紧密关联的,两者病因都是病毒或细菌感染,疲劳、受冷、吸烟饮酒过度是常见诱因。患者的局部症状也基本相同,如有咽干、灼热、咽痛、吞咽时加重、有时牵引耳痛、干咳、下颌角淋巴结肿痛,可伴发热、周身不适、头痛、食欲差、大便干燥等全身症状。急性咽炎的全身症状一般较轻,急性扁桃体炎的全身症状则往往较重。检查时若见到扁桃体充血、肿大,甚至有黄白色脓点附着,而周围咽壁黏膜充血相对较轻,则为急性扁桃体炎。反之,若充血、水肿以咽壁黏膜为主,或咽侧索红肿,或咽后壁淋巴滤泡增生,而扁桃体炎症轻微者,则为急性咽炎。

急性扁桃体炎与急性咽炎治疗的方法也基本相同,应注意休息,多饮水,保持大便通畅。全身症状严重者可服用解热镇痛药,局部用复方硼砂液或温盐水漱口,含服碘含片、六神丸等。如果有细菌感染,血常规检查中性粒细胞升高,或咽部、扁桃体化脓者,可配合应用抗生素;对于病毒感染引发者,应注意使用抗病毒药物。根据中医辨证选用清热解毒、活血消肿利咽之中药,对急性扁桃体炎与急性咽炎均有较好的疗效。

22. 慢性咽炎有哪些临床表现、并发症

(1)临床表现:慢性咽炎的临床表现一般都不很典型,可有咽部的各种不适感觉,且症状表现类型及其严重程度也往往因人而异。可为咽部异物感,或作痒微痛,或干燥灼热,或晨起时因咽部不适而出现恶心,甚至呕吐。患者常诉有黏稠分泌物黏附于咽后壁不易清除,需要频繁做"吭、喀"动作以使咽部感觉清爽。从慢性咽炎的不同类型来看,单纯性慢性咽炎多以咽部不适、咽干为主要表现;肥厚性慢性咽炎临床症状可能与单纯性咽炎相似,可有痒感、异物黏着感、轻微疼痛、干咳等表现,但是常以咽部异物感为主而且更趋严重;干燥性慢性咽炎则以咽部干燥灼热、咽部微痛感为主;萎缩性慢性咽炎患者,除咽部干燥灼热、口渴不适感之外,还常有咽部异物感等表现,甚至可以咳出痂块状物。

由于慢性咽炎的病程时间跨度很长,而且常常出现病变的反复急性发作,因而可见咽壁黏膜因慢性充血而呈暗红色,可见分散的小颗粒状或成片如串珠状的淋巴滤泡突

出于咽后壁黏膜表面,甚至互相聚集融会成团块状,其周围有扩张的血管网,表面有时附有黏液成脓性分泌物。检查时,若见咽部黏膜弥漫性充血,色暗红,并附有少量黏稠分泌物,为慢性单纯性咽炎;若见黏膜增厚,弥漫性充血,黏膜下有较为广泛的结缔组织及淋巴组织增生,或腭弓和软腭边缘增厚,咽后壁有颗粒状突起的淋巴滤泡,或者咽侧束呈条索状隆起,则为慢性肥厚性咽炎,这是慢性单纯性咽炎进一步发展的结果;若此阶段仍然没有得到妥善治疗,或病情好转后又反复发作,则因咽部黏膜血供不良、营养物质供应减少而使咽部黏膜层及黏膜下层逐渐变得干燥萎缩,咽壁黏膜腺体分泌减少,咽后壁将有痂皮附着。

(2)并发症:慢性咽炎的并发症较多,可引起慢性鼻咽炎、腺样体炎、急性扁桃体炎、急性会厌炎、慢性喉炎,进而出现更多的症状。咽部慢性炎症的反复刺激,可使咽侧索增生肥厚,腺样体肥大,扁桃体肿大,咽后壁淋巴滤泡大片增生,舌根、软腭、悬雍垂增厚,占据了咽内有限的空间,使鼻咽、口咽、喉咽变狭窄,引起鼾症。同时,慢性咽炎可引起慢性扁桃体炎、心脏病、肾炎、风湿性关节炎等。

23. 慢性咽炎是如何分类的

根据慢性咽炎咽部黏膜病理组织学改变的特点,通常分为慢性单纯性咽炎、慢性肥厚性咽炎、慢性干燥性咽炎和慢性萎缩性咽炎,其实是同一疾病在不同病期阶段的病理表现而已。

（1）**慢性单纯性咽炎**：慢性单纯性咽炎显微镜下可以见到病变多发生于黏膜层，主要是黏膜的慢性充血，血管周围有淋巴细胞、白细胞及浆细胞浸润，黏膜及黏膜下出现结缔组织增生，腺体肥大，黏液分泌增多。本型的临床表现以咳吐白色黏痰和常做清嗓动作为主，故又被称为慢性分泌性咽炎。

（2）**慢性肥厚性咽炎**：慢性肥厚性咽炎显微镜下可见咽壁黏膜及黏膜下组织因慢性充血而增厚，黏膜及黏膜下有较为广泛的结缔组织及淋巴组织增生，黏液腺周围的淋巴细胞增生突起呈颗粒状、条索状。本型的临床表现以咽部梗阻不适为主，故又称为慢性增生性咽癌。

（3）**慢性干燥性咽炎**：慢性干燥性咽炎显微镜下可见咽壁黏膜及黏膜下组织萎缩，腺体及杯状细胞退行性变，黏液腺分泌减少，分泌物黏稠，黏膜干燥。本型的临床表现以咽部干燥灼热为主。

（4）**慢性萎缩性咽炎**：慢性萎缩性咽炎显微镜下为咽壁黏膜及黏膜下组织萎缩，黏膜上皮变薄，上皮细胞退化变性，血管萎缩变小而且稀疏，黏膜营养障碍，厚度变薄，咽腔变大，甚至咽肌也受累及而变薄萎缩。本型临床表现为咽干灼且痛，咽部多有干痂附着或有臭味，可以见到咽壁黏膜干燥发亮，粗糙而萎缩变薄，做咽部动作时，可见咽壁黏膜起皱。

24. 咽痛都是咽炎引起的吗

咽痛是咽炎的最常见症状,所以有相当一部分人出现咽部疼痛,就认为是患了咽炎,其实这种观点是错误的。咽痛并非咽炎所独有,很多因素都可引起咽部疼痛,咽部的炎症、创伤、肿瘤等,邻近器官疾病,以及全身性疾病,都可出现咽痛的表现。

(1)咽部疾病引起的咽痛:咽部黏膜急性和慢性感染都可引起咽部疼痛,如急性扁桃体炎和慢性扁桃体炎、急性咽炎、慢性咽炎、扁桃体周围脓肿、咽旁脓肿、咽后脓肿等疾病,其中咽喉部脓肿疼痛最剧烈,伴有吞咽困难。急性扁桃体炎和急性咽炎的咽痛与急性炎症的轻重在关,有的疼痛影响进食,而有的进食不受影响。慢性扁桃体炎和慢性咽炎的咽痛很轻微,常伴有咽部发干和烧灼感。有的人没有咽部感染迹象,也诉说咽部疼痛,有的持续时间较长,用喉片润也无济于事,此时可能是咽部异物、黏膜过敏反应、茎突过长等病刺激或压迫局部神经引发的咽痛。

(2)邻近器官疾病引起的咽痛:由于咽部不是一个密闭的器官,分别与鼻腔、口腔和喉部相通,而咽部感觉神经分布与它们的几乎同源,所以邻近器官疾病也可引起咽痛。当口腔出现第三磨牙阻生及冠周炎时,患者也会诉说咽痛,不过常伴有咀嚼痛和张口困难;当患有鼻炎和鼻窦炎时,张口呼吸易导致咽部黏膜干痛,同时鼻涕等分泌物刺激咽部也会出现咽痛;当急性会厌炎时,咽痛症状很明显,但检查咽部时咽部黏膜光滑正常。此外,还有颈动脉炎性咽痛、颈突综合征、颈椎病、甲状腺炎引起的颈源性咽痛,食管上段异物、食管炎引起的食管源性咽痛。

(3)全身疾病引起的咽痛:咽部是人体内部与外界沟通的桥梁,一些全身性疾病可以在咽部这一"窗口"展现出来,有的患者因咽痛就诊于耳鼻咽喉科,结果咽痛只是全身疾病的一个局部症状。例如,单核细胞增生症、粒细胞缺乏、急性白血病等血液病早期,常因咽峡炎和咽部溃疡有明显的咽痛。咽痛还常为急性传染病的初期症状,如流行性脑脊髓膜炎、麻疹、猩红热、伤寒等病,在疾病起初发生咽峡炎或溃疡时而出现咽痛,以后逐渐出现特征性症状。当风湿病累及咽肌时,因刺激咽部感觉神经末梢,也会出现咽痛。此外,有些女性因雌激素分泌亢进,在月经前 3～4 日会感到咽部灼热或刺痛,为雌激素分泌亢进综合征。

由上可以看出,咽痛并非咽炎所独有的症状,引发咽痛的原因是多种多样的,不能一出现咽痛就认为是患了咽炎,要及早到医院检查诊治。

25. 咽炎为什么会引起咳嗽

咳嗽是呼吸系统的一种保护性反射功能,是一个急速而有力的呼气动作。开始先吸一口气,随之声门关闭,同时软腭上举使鼻咽腔部分或完全关闭,然后胸腹部呼吸肌收缩,肺内压力增高,达到一定程度时,声门突然开放,一股强有力的气流迅速通过已变狭窄的气道,冲击声门,发出咳嗽声,并将呼吸道中的分泌物与异物逐出体外。参与咳嗽反射的感觉神经末梢来源于三叉神经、舌咽神经、迷走神经、喉上神经等,这些神经末梢对异物、触觉、冷热和化学刺激很敏感,一旦受到炎症等刺激便可引起咳嗽。

患急性咽炎、慢性咽炎时,咽部黏膜充血、水肿、增生、肥厚、干燥、萎缩等,或有分泌物附着,这些炎性反应刺激感觉神经末梢,可产生反射性咳嗽。患者常常由于咽部发痒、发干、有异物感而引起一阵阵咳嗽,有时干咳,有时能咳出少量黏痰,如果急性咽炎、慢性咽炎波及喉部黏膜,则咳嗽更加明显,剧烈的咳嗽可以引起咽喉疼痛、黏膜出血、面红流泪。这种咳嗽在医学上称之为"咽源性咳嗽"或"喉源性咳嗽",治疗时应针对咽喉部炎症,根除病因,并适当配合止咳药。

需要注意的是,有些急性咽炎患者由于体质弱,抵抗力差或感染较重,容易并发气管炎、支气管炎或肺炎,咳嗽加重,声音沉闷,分泌物增多,随着病情加重,痰液可呈清稀、白黏、黄稠,全身症状明显,如发热、头痛、胸闷、胸痛,血常规检查白细胞总数升高,X线透视或拍片胸部出现异常等。所以,急性咽炎患者一旦咳嗽或有其他伴随的症状加重,应及时到医院诊治,以免延误病情。

26. 痰中带血与咽炎有什么关系

痰中带血往往使人们极为恐惧和担心,它是多种疾病的症状之一,应该受到重视,患者应尽早到医院做详细检查,以明确诊断。

从口中吐出的血一般来源于以下 3 个部位:下呼吸道,经咳嗽而出,称"咯血",表明肺、支气管、气管或喉的病变;消化道,经呕吐而出,称"呕血",表明胃、食管病变或有其他消化系统器官病变,如肝硬化;咽部,出血自口吐出,称"吐血"或"咯血",咽部出血应考虑以下疾病的可能性,如各种咽部的炎症性疾病,咽部异物损伤(如鱼刺、硬草棍、枣核等刺破擦伤黏膜),手术后损伤,咽部肿瘤(如鼻咽血管纤维瘤、鼻咽癌等),血液病等。

咽炎可使咽部黏膜充血,小血管扩张,血管壁受炎症侵害而通透性增强,加上炎性分泌物刺激而产生的剧烈咳嗽,很容易使毛细血管破裂,出现咽部分泌物血染,或痰中有血丝,或夹杂血块,空气干燥或早晨起床后较明显。但咽炎引起的出血一般血量不多,如果吐出的血量比较多,持续的时间比较长,或抽吸鼻涕时吐出的涕中带血,则应该考虑其他咽病或鼻病,年龄大的人必须注意有无患鼻咽癌的可能。

27. 吞咽困难与咽炎有什么关系

吞咽困难是指食物难以咽下或不能咽下的一种症状。在吞咽过程中的任何环节发生病变,都可能导致吞咽困难。医学上常常根据不同的发病机制,将吞咽困难分为梗阻性、咽肌瘫痪或运动失调性和功能性 3 类。咽部、喉部、食管的肿瘤,异物,颈椎骨质增生,外伤后咽部瘢痕狭窄等原因可造成梗阻性吞咽困难;咽部运动神经功能失调导致咽肌瘫痉或痉挛,出现吞咽困难;咽喉部、食管的炎症、创伤产生局部疼痛,可引起功能性吞咽困难。

急性咽炎由于咽部黏膜充血、肿胀,刺激咽部痛觉神经末梢,经传入神经传到大脑皮质,产生咽痛。吞咽时,唾液、食物,甚至参与吞咽的咽肌活动都对咽壁各层的痛觉神经纤维产生压迫,使咽痛加剧。因此,患者不敢吞咽。炎症侵犯的咽壁越深,对吞咽的影响就越重。此外,慢性干燥性咽炎或萎缩性咽炎,由于咽部黏液分泌减少,黏膜干燥,患者在进食比较干硬的食物时,因缺乏湿润而感觉咽下困难,常需喝汤水才能送下。

由上可以看出,吞咽困难与咽炎有密切的关系,急性咽炎、慢性咽炎都可出现吞咽困难的症状。应当注意的是,吞咽困难并不都是咽炎引起的,有很多疾病都可引起吞咽困难,临证时应仔细区分。

28. 什么是淋巴滤泡,咽后壁上的小颗粒是瘤子吗

淋巴组织在黏膜下散在分布,称为"淋巴滤泡"。正常情况下,咽部淋巴滤泡不明显,但出现了炎症,就会增生、肥大。咽部淋巴滤泡增生本身并不是一种疾病,而是淋巴组织对炎症的一种保护性反应,对人体没有妨碍,只是可能会引起咽部异物感。

有的人张大嘴照镜子时,发现在咽后壁上长着数个粉红色颗粒样的小突起,于是怀疑自己咽部长了肿瘤而忧心

忡忡,注意力过度集中在咽部,以致出现咽部堵塞、憋气或咽异物感等症状,其实大可不必这样。我们知道,咽部居空气、饮食出入的要道,是防御有害物质进入人体内的关隘,在咽壁黏膜上到处分布着大量的淋巴组织,有着强大的防御力量,混杂而入的细菌、病毒等有害物质可被淋巴组织吞噬消灭,从而避免身体受到侵害。咽部的淋巴组织以几种形式存在于不同的部位,如散在分布的淋巴细胞,大量淋巴细胞汇聚而成的淋巴滤泡,无数淋巴滤泡堆积成腺样组织的扁桃体等。人们在咽后壁上所看到的小颗粒样突起就是淋巴滤泡,与肿瘤有着根本的区别。

儿童时期,由于体内免疫功能尚不健全,咽部的淋巴组织发育非常旺盛,常有不同程度的增生,3～12岁时尤其明显,在临床上经常见到这一时期的儿童,咽后壁淋巴滤泡特别显著,呈颗粒样突起,体积大、数目多、呈淡粉色。到青春期以后,淋巴滤泡的数目逐渐减少,体积变小,老年时大多萎缩消失。成年人的咽后壁有时也可存在突起的淋巴滤泡,如果没有不适感觉,则属正常。患有急性咽炎、慢性咽炎,尤其是慢性增生性咽炎时,可见咽后壁淋巴滤泡增生,颗粒样突起增多、体积变大,甚至融合成片,并有充血等炎症表现。

29. 慢性扁桃体炎与慢性咽炎有什么区别

慢性扁桃体炎是临床中十分常见的咽部炎性疾病之一,以扁桃体黏膜、隐窝及实质的慢性炎症为主,常伴随有慢性咽炎存在。慢性扁桃体炎与慢性咽炎在症状上区别不明显,但临床上有必要加以区别诊断,以便采取不同的治疗方案。

慢性扁桃体炎和慢性咽炎是临床医学根据不同病理改变和解剖部位而分类的两种病,但实际上两者常同时存在,且互相影响。一般来讲,如果是以咽壁黏膜各层炎症为主,称为咽炎;如果以扁桃体的黏膜、隐窝、实质或滤泡炎症为主,称为扁桃体炎。

慢性咽炎常有急性咽炎反复发作的病史,有咽部不适、干燥、灼热感、隐痛,感觉有物黏附,常干咳,声音嘶哑,局部检查可见咽部弥漫性充血,咽后壁淋巴滤泡增生成突起的小红块状,有时见黏性分泌物附着,咽侧索淋巴结肥厚或咽后壁黏膜干燥萎缩,有灰绿色干痂附着。慢性扁桃体炎常有急性扁桃体炎反复发作史,常可影响呼吸与吞咽,鼻塞、涕多,听力减退,多见于小儿患者且常伴有慢性增殖体炎,常伴发有肾炎、风湿热、关节炎和心脏病的症状和体征。局部检查可见舌腭弓呈暗红色充血带,扁桃体较大,表面布满白色瘢痕,凹凸不平,轻压扁桃体可有白色干酪状物溢出,两侧颌下淋巴结肿大、活动。另外,慢性扁桃体炎比慢性咽炎更易引起全身性并发症,如风湿性关节炎、肾小球肾炎、心肌炎、心内膜炎、支气管哮喘、皮肤病、阑尾炎、胆囊炎、甲状腺肿等。慢性扁桃体炎患者全身中毒表现如低热、头痛、消瘦等也比慢性咽炎明显。因此,治疗慢性扁桃体炎除了采用与治疗慢性咽炎相同的全身治法,局部含化、漱口、涂药、理疗等以外，必要时应该施行扁桃体手术，根除病灶。常用的手术方法有扁桃体剥离切除和挤切法。

30. 梅核气与慢性咽炎是一回事吗

梅核气是中医学之病名，患者自觉咽喉有物梗塞，犹如梅核梗住，吐之不出，吞之不下，故而得名。梅核气在中医著作中早有记载，《金匮要略》称之为"喉间如有炙肉"。《赤水玄珠》称之为"梅核气"。而《医海酌蠡》则称之为"喉间异感症"。

梅核气大多见于神经官能症患者及更年期自主神经功能紊乱的妇女，有人称之为咽神经官能症。梅核气的临床表现，初起自觉喉间灼热不适，如有痰液黏着，继而喉间如有烧焦肉块塞住，欲吞不下，欲吐不出，持续发作，缠绵难愈，于是患者出现焦虑反应，甚至出现癌恐，四处求医。梅核气与慢性咽炎在临床表现上有诸多相似之处，所以有相当多的人将两者画等号，其实是有区别的。慢性咽炎是西医之病名，而梅核气是中医之病名，梅核气较之慢性咽炎包括之范围更广泛，大凡西医之慢性咽炎、咽异感症、咽神经官能症等疾病出现咽喉梗塞不适，犹如梅梗住，吐之不出，吞之不下症状者，都称之为梅核气。

中医学认为，梅核气的发病多由郁怒忧思，七情所伤，致肝气郁结，痰涎与气相搏，上逆咽喉而成。《沈氏妇科辑要》中说："此痰气互阻之症"；尤在泾说："凝痰结气，阻塞咽嗌，患此者，多缘思虑郁结所致。"根据梅核气临床表现和发病机制的不同,中医通常将其分为肝郁和痰结两种类型。肝郁者,症见情志抑郁,咽中似有异物,咳之不出,咽之不下,嗳气胸闷,舌苔白,脉弦,其病机为肝失条达,上逆咽喉,治疗宜开郁降逆,理气疏肝。痰结者,症见咽梗痰阻,喉间微灼热而痛,如有物堵塞,胸闷欲干嗳,时有泛恶,舌质淡,脉滑,其病机为思虑郁结,气机失宣,治疗宜理气化痰,开郁散结。

31. 咽部异物感是怎么回事

在耳鼻咽喉科临床工作中,诉说咽部异物感的患者非常多,是除了咽痛以外又一种极为常见的主诉症状。诉说咽部异物感者,自述好像咽部有米粒、草梗、毛发粘着,还有的描述为刺感、烧灼感、蚁行感、吞咽梗阻感等。很多人因此用力发出"吭""喀"声,或者频繁做吞咽动作,想将异物吐出来或吞进去,但咽又咽不下去,咳也咳不出来,有时感觉异物固定在一个位置上,有时又觉得异物上下左右来回移动。这种感觉多在吞咽唾液时很明显,反而吞咽食物时异物感有所减轻或消失。

其实咽部异物感是一个不真实的感觉,并没有什么异物嵌顿在咽部,引起咽部异物感的因素有很多,咽喉局部器质性病变或身体其他部位的疾病都会引起咽部异物感。引起咽部异物感的机制相当复杂,目前还没有确切定论,许多学者认为可能是咽部神经分布丰富所致。迷走神经、舌咽神经、副神经、颈交感神经的分支和三叉神经的第二分支不仅在咽部有分布,而且在其邻近器官也有分布,当咽部和其邻近器官发生病变,会刺激咽部发生异物感。另外,人体胚胎发育中咽和上消化道均由前肠形成,迷走神经不仅负责咽部的感觉,同时也支配胸腔和腹腔脏器的感觉,这样咽和上消化道的感觉神经上下相互串通,因此胃和十二指肠等疾病也会反射到咽部,出现咽部异物感。不过,引起咽部异物感者咽喉因素多于其他因素。

咽部异物感与咽异感症并不是一个概念,有些人尤其是女性朋友经常出现咽部异物感,检查又无器质性疾病,西医称此为咽异感症,属于神经症的一种表现。咽异感症与中医之梅核气有诸多相似之处,精神因素在其发病中起着重要作用,多由情志因素引发,是由于七情郁结,痰滞气阻喉中所致,症状如梅核滞于喉中,咳之不出,咽之不下,遇情志忧郁则更甚,心情愉快则见轻。

32. 咽部有异物感的人应该怎么办

咽部有异物感的人不仅在身体上承受病痛折磨,而且往往由于缺乏了解而怀疑自己患了癌症,造成极大的心理和精神压力。其实,引起咽部异物感的原因有很多,而真正由肿瘤所导致的异物感只占很小的比例,所以咽部有异物感者应该尽早到医院,请耳鼻咽喉科医生详细检查,搞清楚到底是什么原因,患了什么病,以解除疑虑,并使疾病得到及时、有效的治疗。

患者应该向医生详细讲述自己的病史,包括可能的发病诱因、发展过程,咽部异物感的具体性质、部位、发作时间和伴随的其他症状,这些对于诊断或排除某些疾病是非常重要的。例如,经常吸烟、饮酒、接触粉尘、化学气体的人,其咽部异物感往往是由咽炎引起的;平时患有慢性扁桃体炎或慢性鼻炎、鼻窦炎的人,则多由于咽部及邻近器官炎症导致的;平时心脏功能不好的人,则要考虑咽部有淤血;如果情绪低沉、生气后症状明显,而心情愉快时减轻或消失,那么可能与精神因素有关;如果不仅是空咽唾液时有明显异物感,而且在进饮食时也出现明显的梗阻,并逐渐加重者,则有可能是咽、喉或食管部的肿瘤;悬雍垂过长的人,会感觉到异物感在闭口时加重,而张大口时由于接触不到舌根而明显减轻。

医生可根据患者的情况进行一些必要的检查,如用压舌板压舌查看有无口腔、口咽部疾病;用间接喉镜检查有无喉咽部及喉部疾病;用鼻咽镜检查有无后鼻孔、鼻咽部疾病等。如果上述检查未见异常,则要进一步检查有无邻近的器官(如鼻腔、鼻窦、中耳、甲状腺)的疾病。若有必要,还应根据具体情况建议患者到内科、眼科、骨科等做有关检查,或做血常规、基础代谢、内分泌等实验室检查。为了明确诊断,有时还需进行食管吞钡透视或 X 线拍片、X 线拍鼻窦片、胸部透视或拍片、颈椎拍片、食管镜检查、心电图检查等。对于确诊有器质性病变的咽部异物感,应及时治疗原发疾病。如果各方面的检查均无异常,排除了器质性病变,患者又有比较明显的精神、神经症状,那么这种咽部异物感往往是非器质性的,属于咽异感症。对于咽异感症患者,应解除其精神紧张、抑郁、疑虑、烦躁等因素,进行相应的治疗。

33. 为什么不能轻易诊断咽异感症

咽异感症又称咽神经官能症,属于神经症的一种表现,因此只有咽异常感觉的患者完全排除或最终查不到器质性疾病等原因时,才能诊断为咽异感症。患者有咽部异物感时,若咽部检查无明显病变,可能为咽异感症;若咽部检查发现咽黏膜慢性充血、淋巴滤泡增生明显时,则可能为慢性咽炎。但患者都有可能同时伴有其他疾病,虽然这些疾病仅占少数,患者及医生都应当高度警惕,尤其是常见的食管癌等恶性肿瘤,延误诊断将会给患者带来巨大的痛苦和不幸。

早期食管癌、原发声门上型喉癌(如会厌癌)和喉咽癌等,多仅有咽部不适感、异物感。一旦出现进行性吞咽困难,进干食受阻时,已是食管癌晚期。声门上型喉癌逐渐出现声音嘶哑、吞咽困难或呼吸困难,喉癌的范围已相当广泛。晚期喉咽癌的患者颈部可能触及转移的淋巴结肿块。此外,肺结核或咽喉结核的患者有时也因咽异物感最早就诊于耳鼻咽喉科。

由上可以看出,对咽部有异物感者诊断的关键是找出病因,在未全面检查之前切不可轻易诊断为慢性咽炎或咽异感症,以防漏诊或误诊,延误重要疾病的诊治。如果患者自身感觉与咽部改变不符合时,应门诊随访,做必要的检查,以彻底排除各种器质性疾病。临床中对咽部有异物感的人,切记做到详细检查,综合分析,找出病因,明确诊断。

34. 慢性咽炎与消化道疾病有什么关系

慢性咽炎与消化道疾病关系密切。从解剖学上看,咽有迷走神经、舌咽神经、副神经、颈交感神经分支的分布,并有三叉神经第二支支配咽的感觉,咽的感觉非常灵敏。同时,上消化道包括食管、胃、十二指肠等,也有迷走神经分布。当上消化道患病时,可通过迷走神经的反射和刺激,内脏运动增强,食管蠕动增强,造成咽部不适。另外,消化道疾病刺激了大脑皮质,神经环境影响着交感神经,导致自主神经功能失调,也可引起咽部不适。从组织胚胎学来看,咽在胚胎发育的初期,来源于肠道,也支持上消化道的疾病可引起咽感觉异常的观点。

上消化道疾病的症状表现为上腹部疼痛、饱胀不适、嗳气反酸、早饱、恶心呕吐、吞咽不畅、胸骨后灼热感等,慢性咽炎患者出现这些症状时,除了耳鼻咽喉检查外,还要进行胃镜、B超、彩超、胃肠道造影等检查。目前证实,反流性食管炎、慢性胃炎和十二指肠炎、胃及十二指肠溃疡、食管裂孔疝、食管癌、胃癌、胆道疾病等,均可引起慢性咽炎或伴发有慢性咽炎,这些疾病可多种合并存在。对于这些患者,除了治疗慢性咽炎外,更重要的是处理病因。对并存的食管、胃和十二指肠良性疾病,按症状和严重程度,采取单用、联合用抗酸药、H_2受体拮抗药、质子泵抑制药、促进胃肠运动药及胃肠黏膜保护药等。治疗上消化道疾病,应有系统性、疗程足够、连续用药,并注意戒除吸烟饮酒,做到合理饮食,忌食辛辣刺激性食物,改变不良的饮食习惯和生活方式,避免餐后立即卧床,睡眠时高枕位,不要过度束胸以减少胆汁的反流等。同时还要保持营养均衡,心境良好,适当运动。

35. 慢性咽炎会发展为咽喉癌吗

慢性咽炎本身与癌症没有直接关系。对于慢性咽炎,虽然不用过分紧张,却也不能掉以轻心。某些鼻咽、口咽和下咽癌的早期,具有与慢性咽炎相似的症状。特别是下咽癌不易早期发现,多见于中老年长期吸烟的男性。咽部不适的患者,应常规检查下咽部,尤其是纤维或电子喉镜检查,必要时活检,可以早期发现。因此,如果持续有慢性咽炎的症状,或经过调整生活方式、规则治疗,效果不好时,应当及时到医院详细检查。

部分患者,尤其是更年期女性,则过度焦虑,总考虑咽炎是不是不治之症,有没有癌变,整天提心吊胆,心理压力很大。其实,虽然慢性咽炎目前很难彻底治愈,但是如果没有吞咽困难,也不必过多担心。咽炎不会发生癌变,所以没必要心理负担过重,可到医院排除器质性疾病的可能,同时做好自我心理调整。医生在警惕恶性肿瘤发生的同时,也要合理引导患者,疏导恐癌的心理和紧张的情绪。当然,对于长期咽异物感久治不愈时,应详细检查,以便早期发现肿瘤等其他疾病,以免延误治疗。

36. 哪些全身性疾病常有咽炎的表现

全身性疾病是相对于局部性疾病而言,许多全身性疾病可以有明显的咽炎表现,甚至初起就是因为咽炎来医院就诊,而后才被发现患有某种全身性疾病。那么,哪些全身性疾病常有咽炎的表现呢?

一些急性传染病,如流行性感冒、麻疹、风疹、水痘、猩红热、百日咳、伤寒等,往往以咽干、咽痒、咽痛、咳嗽、咽部黏膜充血水肿等急性咽炎的表现为前驱症状,以后逐渐出现全身症状及特殊的皮疹、呼吸道或消化道症状。慢性支气管炎、支气管扩张、肺气肿等疾病,由于呼吸道痰液排出,长期刺激咽喉部,可出现咽部不适、异物感、黏膜充血、增厚、颜色暗红等慢性咽炎的表现。血液系统疾病,如传染性单核细胞增多症、急性白血病、慢性白血病、粒细胞缺乏症等,咽部常表现为弥漫性充血、肿胀、假膜覆盖、溃疡及咽痛,全身症状明显,血液化验异常。心血管系统疾病,如高血压、冠心病、风湿性心脏病、肺源性心脏病等因血液循环障碍,咽部黏膜瘀血而引起咽部不适。消化系统疾病造成营养不良,肝硬化引起的静脉回流受阻,也都会导致咽部黏膜慢性炎症。

此外,过敏体质的人,遇到气候变化、花粉、灰尘等过敏源的刺激,可出现咽痒、咳嗽、黏膜苍白水肿等炎性反应。免疫功能低下的人,容易因停留在咽部的细菌和病毒引起咽黏膜感染发炎。

37. 咽部的检查方法有哪些

咽炎患者就诊时，医生在详细询问了病史，如发病时间、可能诱因、症状表现和治疗经过之后，还要进行咽部检查，那么咽部的检查方法有哪些呢？

最常见的是用压舌板检查口咽部。检查时医生坐在患者对面，嘱咐患者张口，用压舌板轻轻向下压住舌头的前 2/3，让患者发"啊"声，以便充分暴露口咽部，观察软腭、悬雍垂、舌腭弓、咽腭弓、扁桃体、咽后壁、咽两侧壁的黏膜有无充血、水肿，颜色鲜红还是暗红，是否有淋巴滤泡增生，黏膜肥厚或干燥、萎缩，有无分泌物附着等。其次是检查鼻咽部，临床常用间接鼻咽镜检查法，即医生一手用压舌板轻压舌体，另一手用一只小的长柄反光镜伸入咽腔，通过镜子反射出鼻咽部黏膜有无充血、水肿、增生、脓涕附着，以及腺样体、咽鼓管咽口情况等。最后检查喉咽部，常用间接喉镜检查法，即患者正坐，头稍向前移，张口伸出舌头，医生一手用纱布包住舌头前端将舌拉住，另一手将一只稍大的长柄反光镜伸入咽腔，让患者发"依"声，这时就可以通过镜子反映出喉咽部的情况。在检查鼻咽和喉咽时，有些患者出现恶心，影响检查，这时需要向咽部喷入少量麻醉药，稍停后再做检查。如果上述检查不满意或仍无法确诊，还可做纤维或电子鼻咽镜及喉镜检查。在整个检查过程中，患者应精神放松，坐直，张口自然呼吸，不要用劲，以免咽部充血。舌体要平放，不要后缩，并配合医生发"啊""依"声。如果检查时咽部喷用过麻醉药,那么最好在 2 小时内不要吃饭、喝水,以免因咽部神经反射不敏感而导致食物误入喉内和气管。

咽部触诊也是常用的检查方法,如急性咽炎时,在下颌角可触摸到肿大压痛的淋巴结,增殖体肥大的儿童也可通过触诊而确诊。X 线拍片也可诊断增殖体肥大、咽周围间隙脓肿。咽部异物感的患者必要时应做 X 线吞钡透视及拍片等,以排除肿瘤,解除疑虑。此外,还可以取咽部分泌物做咽拭子细菌培养,以确定属何种细菌感染并选择对该种细菌敏感有效的抗生素治疗。

38. 如何正确诊断急性咽炎

根据病史、症状及局部检查所见,急性咽炎的诊断并不困难。急性咽炎起病较急,一般在 1 日左右,起病前常有诱因作用史,如受凉、过度疲劳、过度吸烟、饮酒、接受过量粉尘烟雾及化学性气体刺激,或过度发声等。急性咽炎以咽痛为主要表现,但咽痛并非十分剧烈,且以吞咽唾沫时疼痛更为明显而吞咽固体食物反而较为轻松顺畅的所谓“空咽痛”为突出特征。多数急性咽炎患者全身表现并不明显,少数患者可能有轻度全身不适感觉,一般情况下没有明显的发热症状。

急性咽炎时咽部黏膜呈急性炎症表现,可见咽部黏膜弥漫性充血、肿胀,颜色鲜红,初期黏膜表现干燥、发亮,继而分泌物增多而有黏液黏附。咽腭弓后方的黏膜肿胀呈皱襞状,咽后壁淋巴滤泡肿大隆起、充血鲜红,软腭及扁桃体也充血,但扁桃体充血并不突出,通常扁桃体不大,有时悬雍垂充血水肿、下垂明显。感染严重时,两侧的咽侧索受累,可在口咽两外侧壁上见到两条纵行条索状肿块突起,有如第二咽腭弓。如果做颈部触诊,往往可以摸到肿大而压痛的淋巴结,以下颌角处多见。

当患者以咽部疼痛及咽壁黏膜急性充血作为主要表现拟诊为急性咽炎时,还需要做到鉴别诊断,警惕是否为某些急性传染病或全身性疾病的初发阶段。因为不少急性传染病都以类似急性咽炎样的咽痛症状和咽部黏膜充血体征为前驱特征或早期表现,而后才逐渐出现其本来征象。在小儿患者更是如此,如麻疹、猩红热、流行性感冒等即是,只不过这类疾病的全身症状会逐渐表现得更为突出,咽部的主要改变往往以扁桃体更为显著,更有皮疹等变化可资鉴别。只要详细询问病史,仔细检查,鉴别诊断并不困难。

39. 如何正确诊断慢性咽炎

慢性咽炎的诊断应从病史、症状和检查三个方面考虑,根据慢性发作,病程长,咽部有干、痒、隐痛、异物感等症状,结合检查有咽黏膜慢性充血、肥厚,淋巴滤泡肿大,或咽黏膜萎缩变薄等局部体征,慢性咽炎的诊断一般不难,但应注意多方观察检查,重视与早期食管癌、慢性扁桃体炎等疾病相鉴别。

(1)病史:患者常有急性咽炎反复发作史,或因鼻病而导致长期张口呼吸，或经常过度酗酒、吸烟，生活与工作环境空气干燥、粉尘密度高，长时间接触刺激性有害化学气体等。在此，急性咽炎反复发作史是诊断慢性咽炎的主要病史依据，因为尽管急性咽炎与慢性咽炎的迁延关系并无直接证据，但是反复发作的咽炎症状表现即可提示咽部炎性病变客观存在。

(2)症状：自觉咽部有各种不适感觉，甚至不可名状，或痛或痒，或有异物梗塞黏附感，或干燥滞涩、灼热微痛。晨起时常因咽部不适而易发恶心、呕吐，常做吭喀动作以咳吐自觉存留于咽部之痰涎，却少有痰涎咳出；可有刺激性咳嗽，晨起时明显，意欲用力咳出分泌物，可因而作呕。病程至少在 2 个月以上，常因受凉、感冒、疲劳、多言等原因而致症状加重。由此可见，就慢性咽炎的诊断而言，某一具体的特征性症状依据并无实质性的临床意义，因为慢性咽炎的症状表现实在是太过多样化了。作为本病的症状诊断指征，只要能够确定为咽部的持续性异常不适感觉，就可以作为其症状诊断依据。

(3)检查：慢性咽炎局部检查可见咽部黏膜慢性充血而呈暗红色，黏膜血管扩张，或呈树枝状外观；咽后壁淋巴滤泡增生，或咽侧索肿大；咽黏膜增生肥厚，或黏膜萎缩、变薄，有分泌物附着，甚至干燥。从客观体征上看，慢性咽炎的具体表现可以存在很大的差异。

40. 咽炎常用的全身治法有哪些

咽炎虽然属咽局部的疾病,但人是一个有机的整体,局部与整体密不可分。因此,全身治疗对于咽部炎症的改善起着十分重要的作用,咽炎常用的全身治法有以下几类。

(1)一般疗法:平时应注意休息,生活规律,保证充足的睡眠,心情愉快,室内环境宜湿润清洁,保持大便通畅,戒除吸烟饮酒,积极参加体育锻炼以增强体质。如有发热、便秘或咳嗽较重,应对症给予解热镇痛、通便、止咳药。

(2)控制感染:控制感染在治疗咽炎尤其是急性咽炎中十分必要。在合并细菌感染时,应给予抗生素,如果是病毒感染,应给予抗病毒药物,同时还可选用具有清热解毒作用的中成药,如猴耳环胶囊、板蓝根冲剂等。

(3)治疗全身性疾病:如糖尿病可使咽炎迁延不愈,心脏病可导致咽部血液循环障碍而慢性充血,贫血可影响人的免疫功能等,这些对咽炎的治疗和康复均可造成不利影响。因此,应积极治疗这些全身疾病,随着全身疾病的好转,咽炎也会随之得到改善。

(4)补充维生素:慢性咽炎患者经常有体内维生素缺乏,因此应适当补充维生素,如维生素 C、B 族维生素,以促进黏膜炎症损害的修复。

(5)中医药治疗:中医药治疗咽炎较西医有其显著的优势,不仅可根据病情的不同辨证应用中药汤剂、中成药,还可应用针灸、敷贴及饮食调养等。

41. 咽炎常用的局部治法有哪些

局部治疗是用各种方法处理咽部,或使药物直接接触咽部,发挥灭菌、消炎、收敛、止痛、润滑及稀释分泌物等治疗作用。在咽炎治疗中,局部治疗处于重要地位。临床常用的局部治法包括以下几种类型。

(1)含漱法:用药物的水溶液,每次含入少量仰头漱口,漱完后吐出,不可下咽,每日多次,每次时间宜长些。常用药有复方硼砂溶液、呋喃西林溶液、氯己定漱口液等,也可以用温生理盐水。含漱法只能作用于咽峡以前,咽后壁及侧壁较难触及。

(2)含片:含片是最常用的局部用药法,将药片含在口中,慢慢溶化后咽下,不要用水送服,以便药物成分直接作用于口腔、咽峡、咽壁及喉咽部黏膜。常用药有度米芬含片、碘含片、薄荷含片、喉症丸、六神丸、西瓜霜含片、草珊瑚片含等。

(3)涂药法:用棉花签蘸上药物,伸入口中,涂在咽部病变处,每日1~2次。注意蘸的药物不要太多,以免滴落入喉部,引起刺激性咳嗽。常用药有复方碘甘油、硼酸甘油、复方薄荷油等。

(4)吹药法:用喷粉器装入药粉,对准咽部病变处吹处,使药粉均匀散布在炎症部位发挥作用。一次吹入的药粉不要太多,以免引起呛咳。常用药物如色甘酸钠、次碳酸碘胺噻唑粉及中药双料喉风散等。

(5)喷雾和熏气法：喷雾法是用压缩空气、捏皮球打气使药液雾化，喷入咽部；熏气法是将带药的蒸气吸入咽部，发挥治疗作用。常用的药物有表面麻醉药 1‰ 地卡因溶液、抗生素、糖皮质激素等做局部喷雾；复方安息香酊、复方薄荷溶液等做熏气吸入。

(6)冲洗法：将冲洗液盛入冲洗筒中，悬挂在患者头上方约 60 厘米处，用橡皮或塑料管一头连接冲洗筒，另一头连接冲洗头，伸入口中，向咽峡、扁桃体窝及咽侧、后壁冲洗，头向前倾，使冲洗液从口流出。冲洗时灌入的药液不要太多，注意避免咽下。常用的药物有复方口腔冲洗液、生理盐水、咽炎冲洗剂等。

(7)物理疗法：用高温、低温、激光等物理方法直接作用于咽部病变处，常用方法有电烙法、冷冻法、激光法等。应注意避免损伤病变周围的正常组织，严格掌握适应证，每次治疗的范围不可太大。

42. 慢性咽炎必须用抗生素吗

慢性咽炎的治疗是否需要应用抗生素，这是患者普遍关心的问题。其实慢性咽炎并不主张应用抗生素，在医生的指导下采用合理的治疗方法，是取得好的疗效的关键所在。有的人患慢性咽炎之后，认为既然是咽部发炎，就应该使用抗生素，于是自己口服红霉素、阿莫西林等，甚至要求注射或静脉滴注抗生素，结果疗效并不明显，甚至根本无效。而有的患者根据医生的要求只是改变了生活习惯、简单服一些药,并没有应用抗生素,咽部不适症状很快消失了。

我们知道,正常人的咽部都有细菌存在,只是不致病而已。慢性咽炎患者由于咽部抵抗力减弱,所以大多数有不同程度的细菌感染。但是,造成咽部各种不适症状的根本原因在于咽黏膜已有慢性炎症的病理改变,如充血、水肿、肥厚、淋巴滤泡增生、分泌物增多,或黏膜干燥、变薄、萎缩、分泌物减少等,即使给予抗生素治疗,也只能抑制或杀灭咽部细菌,不能使原有病变消除,因此咽部不适感也就不会有明显的减轻。如果长期、反复使用这类药物,不但可造成细菌耐药,或菌群失调,还可出现肝、肾损害等不良反应。所以,对于慢性咽炎的治疗,一般不主张使用抗生素,应在医生的指导下采用合理的治疗方法。

当然,并不是所有的慢性咽炎都不必应用抗生素,以下情况使用抗生素是必要的。例如,咽部、邻近器官或全身有急性细菌感染时,慢性咽炎因细菌感染而急性发作时,慢性咽炎咽部有黏脓性分泌物或脓点存在时。在应用抗生素时,应先做咽拭子细菌培养和药物敏感试验,再选用有效的抗生素做局部或全身治疗。如果由于细菌耐药等原因无效,应及时调换另一种有效的抗生素。同时,抗生素的应用时间不能过长,以免造成菌群失调,导致真菌感染等并发症而加重病情。

43. 理疗对咽炎有什么好处

理疗是将光学、电子、电磁波、激光、热学、低温等物理学知识运用于临床治疗疾病的方法。在耳鼻咽喉科,经常采用的有紫外线光疗法、药物离子导入法、超短波电疗法、激光疗法、电烙疗法、冷冻疗法等。急性咽炎、慢性咽炎在药物治疗、饮食调养的同时配合理疗方法,常可收到良好的效果。那么,理疗是通过什么机制对咽炎发生治疗作用的呢?

(1)改善咽部血液和淋巴循环,促进新陈代谢,使局部白细胞数量增多,吞噬能力增强,破坏细菌、病毒的生存条件,改变患处的酸碱度,有利于炎症吸收、消散,并有明显的脱水消肿作用,如紫外线光疗法、超短波电疗法。

(2)利用直流电场作用和电荷的同性相斥、异性相吸特性,将药物离子经皮肤汗腺或黏膜上皮导入体内,发挥消炎和脱水作用,如药物离子导入疗法。

(3)利用高温、低温或激光去除慢性炎症造成的组织增生、肥厚,具有损伤范围小、出血少、疼痛轻、创口易愈合、瘢痕轻、见效快等优点,如电烙、冷冻、激光等疗法。

需要说明的是,物理治疗的方法有多种,临床中需经专科医生根据病情而选择合适的方法进行,尤其是激光、电烙、冷冻等方法对组织有一定的破坏性,患者不能自行采用,以免产生不良后果。

44. 激光治疗咽炎应注意什么

激光治疗咽炎是近年广泛应用于临床的一种有效治疗方法,具有疼痛轻、无出血或出血少、创面恢复快、瘢痕轻、见效迅速、并发症少、对全身影响小、手术操作简单、患者容易接受等优点。在咽喉科常用于治疗慢性增生性咽炎、咽后壁淋巴滤泡增生、扁桃体残体等。其操作方法是,治疗前先用1‰地卡因溶液喷雾或涂布在咽壁做表面麻醉,然后将特制的激光治疗仪探头对准咽部增生的淋巴滤泡,手指操作开关,对病变处进行烧灼,待黏膜形成灰白色焦痂即应停止。

采用激光治疗时,要注意避免损伤周围正常组织,也不宜烧灼过深,否则可导致深层组织器官损伤,甚至造成严重后果。如果病变的范围比较大或分散,则应分次治疗,每次最多治疗3～4处,以免治疗后咽痛剧烈,甚至影响吞咽和呼吸。间隔7～10日以后,再做第二次治疗。每次治疗后可用淡盐水或氯己定漱口液频频含漱。平时有高血压、心脏病、脑血管病及其他严重全身疾病者,忌用激光治疗。

45. 冷冻治疗慢性咽炎有哪些注意事项

冷冻疗法是利用超低温快速冷冻作用,使咽后壁增生之淋巴滤泡组织中细胞内形成冰晶而破坏细胞膜,大量细胞液消失,造成组织细胞脱水,进而冰晶融合,完全破坏细胞核和细胞膜,使细胞内液体蛋白分子变性,栓塞毛细血管,然后细胞冷冻坏死,缓慢脱落。最终致咽部局部患病组织完全消失或缩小,而且冷冻后病损处不会出血。在咽部滤泡组织坏死脱落过程的同时,机体产生自体免疫反应,同时自动修复受损细胞。由于冷冻疗法经济、安全、疗效高、患者痛苦少、无任何不良反应,因此液氮冷冻治疗方法可作为慢性肥厚性咽炎患者积极的治疗方法之一。

在使用冷冻疗法治疗慢性咽炎时,必须注意以下两点:一是,液态氮是一种无味无害的物质,用其来进行治疗对人体不会有任何伤害,治疗时除咽部稍有刺痛外,无其他任何感觉,应消除患者的恐惧情绪,取得患者的配合,以便治疗能顺利进行。二是,在接受冷冻治疗后局部会有疼痛,治疗处淋巴滤泡水肿、坏死并形成白色假膜,一般持续1周左右可自行消退,嘱患者无须顾虑,对个别疼痛剧烈者,可给予镇痛药;局部肿胀明显者,可给予抗感染药物及糖皮质激素等进行治疗。

46. 冷冻治疗慢性咽炎应如何进行操作

(1)麻醉:用1%地卡因咽部喷雾麻醉3次,每次间隔3分钟,或用1%利多卡因加适量0.1%肾上腺素局部浸润麻醉,待患者觉咽后壁有麻木或增厚感时,即可开始治疗。

(2)体位:患者取坐位,头稍伸,张大口,似发音"啊",使软腭上提,咽峡敞开,充分暴露整个咽后壁,冷冻开始前嘱患者深吸气,憋住,待冷冻开始时再缓慢哈气,直至1次冻融操作结束。在操作中尽量避免让患者过度吸气,以免造成恶心或剧烈咳嗽。

(3)冷冻的方法和具体操作:冷冻疗法治疗慢性咽炎须注意冷冻时间不宜过长,以免造成过度创伤肿胀,导致吞咽和呼吸困难。接受冷冻治疗后,嘱患者禁食过热、辛辣食物,忌烟酒,并避免受凉感冒等。

①在用液氮冷冻器喷洒冷冻时,操作者用压舌板轻压患者舌部,冷冻器喷头应距离患者咽后壁1厘米左右,对准病患部位喷洒1秒钟左右,见病患部位表面迅速结霜后,暂停喷洒。轻巧抽出冷冻喷头,让患者稍歇片刻后,继续重复上述操作,如滤泡团块较大可喷洒3～4次,散在浅表的只需1次即可。此法须注意咽部反射敏感者不宜使用,以防冻伤咽部其他部位。在整个治疗过程应避免冻伤咽部正常组织。若由于患者不合作等原因使正常组织与冷冻器喷头凝结时,不可硬性拉脱使之出血,应嘱患者不要乱动,按回热开关,使喷头与正常组织自行解冻分离。

②在用接触法冷冻时,根据患者滤泡团块的体积大小,制作粗细不一的棉签,把自制的棉签浸入液氮后,操作者用压舌板轻压患者舌部,用棉签逐个置于肥厚的咽后壁上,待白霜融合后取出,每个部位冷冻2～3次。此法较安全,可应用于多种患者。

47. 慢性咽炎如何应用微波疗法

微波是一种能量集中的高频电磁波,可穿透组织并达到一定的深度。其作用于生物组织时,通过组织的内生热效应,使组织内部受热而温度升高,用2～3秒钟使组织的局部温度达到100℃左右,同时使黏膜下小血管、淋巴管封闭,组织产生凝固变性坏死,逐步缩小脱落,最后使不适症状缓解或消失,从而达到治疗目的。

微波治疗慢性肥厚性咽炎,主要通过高温凝固咽后壁增生的淋巴滤泡和扩张的血管,使咽后壁及舌根淋巴滤泡萎缩、脱落而产生疗效。而微波治疗在瞬间产生的高温仅作用于病变局部,对周围组织损伤甚微。同时,微波有明显的杀菌、增加酶的活性、加强代谢、增强咽喉免疫能力、促进水肿吸收的作用,对改善患者的不适症状有良好的效果。其优点是治疗过程中无痛,仅有热烫或蚊咬感,术后反应轻,愈后不影响正常功能,术中无炭化烟雾形成及出血。

(1)仪器:国产常规微波治疗仪,输出功率0~100瓦,使用针型辐射杆和脚踏开关。

(2)体位和操作:患者取端坐位,用碘伏等进行局部常规消毒,1‰地卡因喷雾咽部黏膜进行表面麻醉,或1%利多卡因加适量0.1%肾上腺素局部浸润麻醉,用压舌板充分暴露咽腔,用针状治疗头对准咽后壁增生突起的淋巴滤泡,紧贴表面进行热凝,功率为30~40瓦,时间为3~5秒,脚踏开关启动微波。以病变的黏膜局部组织凝固发白、体积明显缩小变平为度,并逐个完成所有滤泡的热凝,一般治疗1次即可。针对滤泡成团状增生或咽侧索明显肥厚者,则进行分次治疗,一般3~4次为1个疗程,每次间隔1周。术后疼痛时可含服冻块,吃流质饮食数日,15日内避免进食生硬、辛辣、有刺激性的食物,避免剧烈运动。术后2周内患者自觉不适症状消除,后壁滤泡脱落,咽侧索变薄。

(3)注意事项:由于微波对组织损伤是一个热量传导过程,在治疗的辐射范围里局部组织的损伤基本是一致的,含水量越多,受损越重。治疗时必须严格控制时间,分期、分次治疗,切不可大功率超时操作,避免由于局部组织过度损伤,引起萎缩性咽炎。要控制好脚踏开关,根据局部的病变情况,决定治疗的时间,通常为每次 3～5 个淋巴滤泡,每次间隔 1 周进行治疗。

在利用微波治疗慢性肥厚性咽炎的同时,可配合使用清热泻火、疏风消肿的利咽汤(胖大海 18 克,菊花、金银花各 12 克,麦冬 10 克,桔梗、薄荷各 9 克。每日 1 剂,水煎分早晚服,10 日为 1 个疗程)疗效更佳。

48. 咽喉与中医学的脏腑有何关系

咽前连口腔,下经食管通胃腑,为胃之系,是气息出入及饮食水谷的共同通道。喉上通口鼻,下接气管至肺,为肺之系,有行呼吸、发声音、护气道的功能。咽喉是经脉循行交会之处,其与五脏六腑的关系密切,构成了咽喉与脏腑在生理功能和病理变化上的互相影响,其中与肺、胃、脾、肾、肝的关系更为密切。

(1)肺:喉为肺系所属,与肺相通,是气体出入之要道。《疮疡全书》中说:"喉应天气,乃肺之系也。"《重楼玉钥》又说:"喉者空虚,主气息出入呼吸,为肺气之道也。"指出了肺与喉的生理关系,肺气充沛,喉的生理功能正常,呼吸通畅,声音洪亮;若肺受伤,肺经热盛或肺气虚弱,以致功能失调,均能引起各种咽喉病,可出现"金实不鸣、金破不鸣"等病理变化。

（2）胃：咽为胃系所属。《直指方》说："咽者胃之系。"《重楼玉钥》亦说："咽者咽也，主通利水谷，为胃之系。"《医贯》又说："咽者胃脘水谷之道路，主纳而不出。"这些都说明咽与胃的生理关系，胃气健旺，咽的功能正常。若过食煎炒，胃脏蕴热，则咽部出现红、肿、痛的病理变化。《疮疡全书》说："胃经受热，胃气滞于喉咙，故患喉痈。"

（3）脾：脾与胃互为表里，为后天之本，共主腐熟水谷，输布精微，咽喉得此而健旺。脾胃在生理功能上互相配合，在病理变化上往往合并出现，由于咽为胃系，在临床上脾胃的病理变化容易反映于咽。如热性咽病多由脾胃蕴热，上炎所致，故历代医家有"喉咙者，脾胃之候也"的说法。

（4）肾：《素问·上古天真论》中说："肾者主水，受五脏六腑之精而藏之。"肾脏一方面储藏五脏地六腑之精气，一方面又应五脏六腑的需要而将精气输出，以维持正常的生理功能。因此，肾脏功能正常，咽喉得到濡养而健旺，不易为邪毒侵犯或滞留。若肾功能失健，可为肾阴虚，虚火上炎，或为肾阳虚，虚阳上越，伤及咽喉而为病。

（5）肝：《素问·阴阳别论》中说："一阴一阳结谓之喉痹。"《素问·诊要经终论》又说："厥阴终者，中热嗌干。"一阴者手厥阴心包和足厥阴肝，可见咽喉与肝的病理关系。同时，肝的经脉循喉咙入咽部，常因肝气郁结，化热化火而致咽喉有红痛、梗阻感。

基于咽喉与五脏六腑的关系，在咽喉病的治疗上，从肺论治临床常用疏风宣肺、清肺泻热、养阴润肺、补肺敛气等法;从脾胃论治常用清胃泻火、利膈通便、补中益气、养胃生津等法;从肾论治常用滋养肾阴、温补肾及引火归原等法;从肝论治则常用清肝泻火、疏肝解郁等法。

49. 咽喉与中医学的经络有何关系

咽喉是人体的要冲,是经脉循行交会之处,在十二经脉中,除手厥阴心包经和足太阳膀胱经间接通于咽喉外,其余经脉都直接通达,同时任脉、冲脉和阳跷脉、阴维脉也直接与咽喉相连。

(1)手太阴肺经:入肺脏,上循经喉咙,横出腋下。

(2)手阳明大肠经:从缺盆上走颈部,夹口入下齿中。

(3)足阳明胃经:从上齿中出夹口环唇,循下颌角前,沿咽喉入缺盆。

(4)足太阴脾经:上行夹于食管两旁,循经咽喉,连于舌根。

(5)手少阴心经:夹食管上循咽喉,连于目系。

(6)手太阳小肠经:从缺盆循颈,经咽喉上颊。

(7)足少阴肾经:从肺上入咽喉,夹舌根。

(8)手少阳三焦经:从肩走颈,经咽喉至颊部,入系舌本。

(9)足少阳胆经:从颊车下走颈,经咽喉,至缺盆。

(10)足厥阴肝经:循经喉咙、舌,环行于唇内。

(11)任脉:循腹里,上关元,至咽喉,上颐,循面,入目。

(12)冲脉:其会于咽喉,别而络唇口。

(13)阳跷脉:从肩部循经颈,过咽,上夹口角。

（14）阴维脉：从胁部上行至咽喉。

50. 咽喉病的常见中医病因病机是什么

咽喉病的发生，内因多为肺、胃、脾、肾、肝等功能失常，外因多为风、热、湿、痰等邪乘机侵犯。不同内因和外因，产生不同的病理变化，表现多为火热上炎，故中医学有"咽喉诸病皆属于火"之说，同时火有虚火实火之不同。《疮疡全书》中说："咽喉有数证，有积热，有风热，有客热，有病后余毒未除。"指出了咽喉病的不同病因。

（1）邪毒侵袭：肺主表，咽喉为肺之系，风热邪毒侵犯咽喉，内犯于肺，肺失清肃之功，热邪壅结，循经蒸灼咽喉，症见咽喉红肿疼痛，声嘶等，并出现发热恶寒，头痛，咳嗽，脉浮数等风热表证，此时邪在表，病情较轻。亦有素体虚弱，风寒邪毒侵犯，肺气不宣，寒邪结聚于咽，症见咽喉淡红，微红，微痛，声嘶，全身表现为风寒表证。

（2）脾胃热盛：咽为胃之系，邪热壅盛，由表及里，由肺及胃，肺胃热盛，上火于咽。亦有平素过食辛热炙煿，热蕴脾胃，脾胃火热循经上火，灼于咽喉。此时，火热炽盛，以致气滞血壅，津炼成痰，故红肿疼痛加剧，并出现高热，头胀痛，腹胀闷，痰涎壅盛，小便黄，大便干结，脉洪数，舌红绛，苔黄腻等胃脏热盛之证，病情较重。正如《景岳全书》中所说："胃气直透咽喉，故又为阳明之火最盛。"若火热壅聚作肿，烁伤咽喉肌膜，以致腐坏成痈。

（3）肺经虚损：素体衰弱，久病耗伤，可导致肺阴受伤，或肺气耗损。肺阴受伤,津液耗损,则虚热内生,上炎于咽喉,而成阴虚肺燥之证,出现咽微红,微痛,干痒咳嗽,讲话乏力或声嘶;肺气耗损,气化功能失常,咽喉失于精气的输布,易为邪毒滞留,症见咽喉淡红不适,讲话音低,气短懒言,自汗,体倦乏力。

(4)肾阴亏损:久病或劳伤,肾精亏耗,无以上濡于咽喉,加以阴虚火旺,虚火上炎,伤于咽喉,或因病后余邪未清,易致滞留咽喉发而为病,症见咽喉微红,微痛,微肿,异物感,或有声嘶,腰膝酸软,头晕目眩,耳鸣,夜热盗汗等肾阴虚之证。

(5)肝气郁结:情志不遂,内伤于肝,疏泄失常,肝气郁结,以致气滞痰凝,碍于咽喉间,出现咽喉不适,有物梗塞感。若郁而化热化火,火热上炎,则咽喉红痛,溃烂,口干。若久郁以致气血结聚,阻于脉络,或痰浊停聚与火互结,可导致肿瘤的发生。

51. 中医如何认识咽炎的病因病机

咽炎属中医"喉痹"的范畴。喉痹一名最早见于《黄帝内经》,《素问·阴阳别论》中说:"一阴一阳结,谓之喉痹。"中医学对咽炎病因病机的认识有一套完整的理论体系,在辨证治疗上也有丰富的经验。中医学认为,咽炎的发病主要与情志、饮食、体虚多病及风邪外袭等有关。

急性咽炎者,常因风寒外侵,营卫失和,邪郁化热,壅结咽喉而致。也可因气候骤变,起居不慎,冷热失调,肺卫不固,风热邪毒乘虚入侵,从口鼻直袭咽喉,内伤于肺,相搏不去,壅结咽喉而为病。如若肺胃邪热壅盛传里,误治、失治,则病情加重。

慢性咽炎者,多为急性咽炎发展而来,主要是由于脏腑亏虚,阴阳失衡所致。内因多为肺、脾、肝、肾等功能失常,外因多为湿、热等邪趁机侵犯,不同的外因和内因产生不同的病理变化。劳损、久咳等多种原因所致体内精血丢失,损伤阴津,累及于肺,肺津亏耗,虚热内生,咽喉失于濡养而发病。久病肺气虚弱,肝郁气滞,劳倦伤脾,脾失健运,水湿内停,聚湿生痰,凝聚咽喉而发病。素体阴虚,又嗜食辛辣煎炒,痰热蕴结,上灼咽喉,或日久耗伤肺肾之阴,导致虚火上炎,灼伤津液成痰,痰热循经上扰咽喉,清道失利亦可致病。

52. 中医如何对咽炎进行辨证分型

根据咽炎的临床表现、发病机制和病程的长短等,中医通常将其分为急性咽炎和慢性咽炎。在急性咽炎中有风热侵袭、风寒袭表和肺胃热盛三种证型存在,在慢性咽炎中则有肺肾阴虚、脾肾阳虚、痰火郁结三种证型存在。

(1)风热侵袭(急性咽炎):主要表现为咽部疼痛较重,吞咽唾液时更为明显,咽部黏膜充血肿胀,伴有发热恶风,头痛,咳嗽痰黄,舌尖红,苔薄黄,脉浮数。

(2)风寒袭表(急性咽炎):主要表现为咽部轻微疼痛,吞咽不利,咽部黏膜淡红,伴周身不适,热而畏寒,咳嗽痰稀,鼻塞,流清涕,舌质淡红,苔薄白,脉浮紧。

（3）肺胃热盛（急性咽炎）：主要表现为咽部疼痛较重或逐渐加剧，吞咽时痛甚，痰多而黄稠，咽喉梗塞明显，咽部黏膜弥漫性充血肿胀且较显著，咽后壁淋巴滤泡突起，有黄白色斑点状改变，伴颌下淋巴结肿大压痛，且有发热不恶寒，口渴喜饮，大便秘结，小便黄赤，舌质红，苔黄，脉洪数。

（4）肺肾阴虚（慢性咽炎）：主要表现为咽部干痛不适，灼热感，异物感，或咽痒干咳，痰少而黏，症状朝轻暮重，可伴有午后潮热，两颧潮红，虚烦失眠，大便干燥，腰膝酸软等症状。检查可见咽部黏膜暗红、干燥，舌质红少津，苔少或花剥，脉细数。

（5）脾肾阳虚（慢性咽炎）：主要表现为咽喉微痛，梗噎不适，或干不思饮，饮则喜热汤，语声低微，精神不振，小便清长，大便溏薄，纳谷不香，手足不温，腰酸腿软。检查可见咽内不甚红亦不过于肿胀，或略呈淡白色，舌质淡，苔白滑，脉沉细弱。

（6）痰火郁结（慢性咽炎）：主要表现为咽部异物感或痰黏着感明显，灼热发干，或有微痛，易恶心作呕，痰黏稠偏黄，伴有口臭。检查可见咽部黏膜颜色暗红，黏膜质地肥厚，咽后壁淋巴滤泡增多甚至融合成块，咽侧索肿胀，舌质偏红或有瘀斑瘀点，苔黄厚，脉细滑数。

53. 预防咽炎应从哪几个方面入手

（1）坚持锻炼：坚持锻炼，增强体质是预防咽炎的基本方法。咽是全身的一部分，许多咽部疾病都与全身健康状况密切相关。因此,保持强健的体魄是预防咽炎的最基本、最重要的条件之一。平时生活要有规律,做到劳逸结合,养成体育锻炼的习惯,如坚持慢跑、打太极拳、游泳等,使机体的新陈代谢功能活跃。要多进行室外活动,呼吸新鲜空气,接受阳光沐浴,常用冷水洗澡、擦身,能使人精力充沛,增强对冷热的适应力,提高免疫力。

(2)预防感冒:伤风感冒是引起急性咽炎和慢性咽炎急性发作的主要原因之一,而且发病率很高。因此,应注意天气的冷暖变化,随时增减衣服,活动出汗后不要马上到阴冷的地方吹风,或冲冷水澡。睡觉时应关上电扇,空调温度不可开得太低,避开风口处。在感冒流行季节应尽量少去公共场所,以免相互传染。可服用一些预防感冒的中药。

(3)讲究卫生:应重视口腔和鼻腔卫生,防治口、鼻疾病。咽位于口、鼻后下方,与口、鼻直接相连,口腔、鼻腔、鼻窦的慢性感染常常因病毒、细菌、毒素、脓液等波及咽部黏膜而导致咽炎。因此,平时要注意保持口腔清洁,饭后漱口,早晚刷牙,并掌握上、下竖刷牙齿的正常方法,患了龋齿、牙髓炎、牙周炎、鼻炎、鼻窦炎等病,应积极治疗。

(4)其他:还要注意饮食卫生,保证身体营养平衡,少吃过热、过冷及辛辣刺激食物,保持大便通畅。因职业要求讲话过多的人,如教师、公交车售票员等,应掌握正确的发声方法,避免高声喊叫,长时间讲话后不要马上吃冷饮,平时还要注意休息。一旦得了急性咽炎,必须及时治疗,不要自认为是小病而忽视治疗,以致迁延日久,转为慢性咽炎,增加治疗难度。

54. 寒冷季节如何预防急性咽炎和慢性咽炎急性发作

　　漫长而寒冷的冬季,冷空气活动频繁,是急性咽炎的高发季节,也是慢性咽炎急性发作的一个"关口"。有咽炎病史的人,冬季容易因受冷感冒、烟雾尘埃污染、化学品过敏等因素导致急性咽炎和慢性咽炎急性发作,所以寒冷季节尤其要注意预防急性咽炎和慢性咽炎急性发作。

　　预防急性咽炎和慢性咽炎急性发作,最好从初秋开始就坚持运动锻炼(当然一年四季坚持锻炼更好),加强肺功能锻炼,天气好时到户外活动,呼吸新鲜空气,提高呼吸道御寒和适应能力。锻炼强度以不感到疲劳、舒适为宜,选择适合自己的锻炼项目,可进行呼吸操、扩胸运动、腹式呼吸、打太极拳、慢跑等,为顺利过冬打下基础。寒冷季节要注意防寒保暖,随天气的变化及时增减衣服,外出时注意戴口罩和围巾,预防冷空气刺激及伤风感冒,尤其注意预防细菌感染,细菌感染是急性咽炎和慢性咽炎急性发作的最主要诱因。尽量避免与感冒发热患者接触,少去人群拥挤、空气污浊的场所,要加强室内通风,保持空气新鲜。在饮食调理上宜选择清淡易消化且富有营养的食物,可适当多吃新鲜蔬菜和水果,不吃或少吃辛辣刺激性食物,切记戒除吸烟饮酒。总之,只要做好预防和调养工作,就能够预防和减少急性咽炎和慢性咽炎急性发作。

55. 慢性咽炎患者如何预防感冒

感冒既是急性咽炎、慢性咽炎的重要发病因素,也是慢性咽炎病情反复和加重的重要诱因,积极预防感冒对慢性咽炎患者来说无疑是十分重要的。慢性咽炎患者预防感冒,应从以下几方面入手。

(1)戒除吸烟:吸烟有害健康,烟中的烟雾可直接刺激上呼吸道黏膜,从而加重炎症反应,烟雾也可减缓鼻黏膜的纤毛蠕动速度及改变鼻黏液浓度,同时吸入体内的烟雾还会降低白细胞的活动能力,上述因素都易于使感冒病毒侵入而发生感冒。吸烟是急性咽炎、慢性咽炎治疗康复的一大障碍,咽炎患者一定要戒烟。

(2)坚持锻炼:坚持运动锻炼,尤其锻炼呼吸功能,也是增强体质,预防感冒的可靠方法。锻炼呼吸功能的具体方法是缓慢地深吸气,然后缩唇成吹口哨状,让气从口慢慢呼出,吸气与呼气的时间之比为 1∶2,每日早、中、晚各做 1 回呼吸操,每回重复 20～30 次。还可从夏季开始进行御寒锻炼,即用冷水洗脸,经过秋季,直到冬季,通过对鼻黏膜的反复刺激,以增强其抗寒能力,减少冬季感冒病毒的侵入。

(3)起居规律:保持规律化的生活起居是提高机体免疫功能的有效方法。慢性咽炎患者应劳逸结合,避免过度劳累,按时休息,保证充足的睡眠,坚持睡前用热水洗脚,并按摩涌泉穴,起床后进行适度的体育活动,养成定时开窗通风的习惯,保持室内空气流通、清洁。

（4）合理营养：注意饮食调理，食用富含蛋白质、维生素且易于消化吸收的食物，也可在医生的指导下用药膳进行调理，以增强体质，改善呼吸功能，预防减少感冒的发生。

（5）自我按摩：自我按摩对防治感冒大有好处，慢性咽炎可采用自我按摩的方法预防感冒。两手食指先在两侧鼻翼上下摩擦40次，然后在迎香穴（在鼻翼外缘中点旁开，鼻唇沟中取穴）上由外向里旋转按揉20次。在鼻翼上摩擦能加快鼻部血液循环，尤其是感冒初期时有良好的治疗作用。按摩迎香穴可起到疏经活血、清火散风、健鼻通窍之功效。

（6）预防传染：在感冒流行季节或感冒多发时期，最好不要到人多的公共场所，如车站、商场、集市。室内可用食醋熏蒸，以避开传染源，预防传染，防止感冒发生。还可应用一些中药和预防流行性感冒的疫苗等，以预防传染和感冒发生。

二、中医治疗

1. 中医治疗咽炎有哪些优势

中医注重疾病的整体治疗、非药物治疗和日常保健,有丰富的治疗调养手段,在治疗咽炎方面较西医有明显的优势。采用中医方法治疗调养咽炎,以其显著的疗效和较少的不良反应深受广大患者的欢迎。

(1)强调整体观念和辨证论治:中医学认为,人是一个有机的整体,疾病的发生是机体正气与病邪相互作用、失去平衡的结果,咽炎的出现更是如此。中医治疗咽炎,应在重视整体观的前提下辨证论治。辨证论治是中医的精华所在,同样是咽炎,由于发病时间、地区及患者机体的反应性不同,或处于不同的发展阶段,所表现的证不同,因而治法也不一样,所谓"证同治亦同,证异治亦异"。切之临床,咽炎有急性咽炎和慢性咽炎之分,有诸多证型存在,辨证论治使治疗用药更具针对性,有助于提高临床疗效。

(2)具有丰富的治疗手段:中医有丰富的治疗调养手段,除内服、外用药物治疗外,还有针灸、按摩、敷贴、穴位注射,以及饮食调理、情志调节、起居调摄等调治方法,在重视内服、外用药物治疗的同时,采取综合性的措施,配合以针灸、按摩、敷贴、饮食调理、情志调节、起居调摄等方法进行调治,是促进咽炎逐渐康复的可靠方法,也是现今中医常用的调治咽炎的方法。

2. 治疗咽炎常用的单味中药有哪些

(1)桔梗

性味归经:味苦、辛,性平。归肺经。

功效应用:宣肺祛痰,利咽,排脓。桔梗辛散苦泄,宣开肺气,祛痰利气,用于肺气不宣的咳嗽痰多、胸闷不畅,无论属寒属热皆可应用。风寒者,配紫苏、杏仁,方如杏苏散;风热者配桑叶、菊花、杏仁,方如桑菊饮;若胸膈痞闷,痰阻气滞,升降失司者,配枳壳以升降气机,理气宽胸。桔梗能宣肺利咽开音,故也用于咽喉肿痛、失音。凡外邪犯肺、咽痛失音者,配甘草、牛蒡子等,方如桔梗汤及加味甘桔汤;若咽喉肿痛、热毒盛者,配射干、马勃、板蓝根等以清热解毒利咽。根据桔梗性散上行,利肺气以排壅肺之脓痰之功效,还用于肺痈咳吐脓痰,治肺痈咳而胸痛,时吐浊唾腥臭,久久吐脓血者,配甘草组方,方如桔梗汤,临床上更配以鱼腥草、冬瓜仁等以加强清肺排脓之功。此外,根据桔梗宣开肺气而通二便之作用,还用于治疗癃闭、便秘等。

用法用量:水煎服,3～10克。

注意事项:桔梗升散,凡气机上逆,呕吐、呛咳、眩晕,阴虚火旺咯血等不宜用。用量过大易致恶心呕吐。

（2）麦冬

性味归经：味甘、微苦，性寒。归心、肺、胃经。

功效应用：养阴润肺，益胃生津，清心除烦。麦冬能养阴清热润燥，用于肺阴不足而有燥热的干咳痰黏、劳热咳嗽等。治燥咳痰黏，咽干鼻燥，常与桑叶、杏仁、阿胶等配伍，方如清燥救肺汤；治劳热咳嗽，常配天冬，方如《张氏医通》之二冬膏。麦冬能益胃生津，润燥，故也用于胃阴虚或热伤胃阴，口渴咽干，大便燥结，以及慢性咽炎出现口咽干燥症状者。治热伤胃阴的口渴咽干，常配玉竹、沙参等，方如益胃汤；治热病津伤，肠燥便秘，常与玄参、生地黄配伍，方如《温病条辨》之增液汤。麦冬能养阴清心，除烦安神，也用于心阴虚及温病热邪扰及心营之心烦不眠，舌绛而干等。治阴虚有热的心烦不眠，常与生地黄、酸枣仁等同用，方如天王补心丹；治邪扰心营，身热烦躁，舌绛而干等，常配黄连、生地黄、竹叶心等同用，方如清营汤。

用法用量：水煎服，10～15克。

（3）薄荷

性味归经：味辛，性凉。归肺、肝经。

功效应用：疏散风热，清利头目，利咽透疹，疏肝解郁。薄荷辛以发用，凉以清热，清轻凉散，为疏散风热常用之品，故可用于风热感冒或温病初起，邪在卫分，头痛、发热、微恶风寒者，常配金银花、连翘、牛蒡子、荆芥等同用，方如银翘散。薄荷轻扬升浮，芳香通窍，功善疏散上焦风热，清头目、利咽喉，用于头痛目赤、咽喉肿痛。治风热上攻，头痛目赤，多配合桑叶、菊花、蔓荆子等同用；治风热壅盛，咽喉肿痛，常配桔梗、生甘草、僵蚕、荆芥、防风等同用。薄荷入肝经，能疏肝解郁，常配合柴胡、白芍、当归等疏肝理气调经之品，治疗肝郁气滞，胸胁胀痛，月经不调等，方如逍遥散。薄荷质轻宣散，有疏散风热，宣毒透疹之功，故还用于麻疹不透、风疹瘙痒。此外，薄荷芳香辟秽。还可用于治疗夏令感受暑湿秽浊之气所致之痧胀腹痛、吐泻等，常与藿香、佩兰、白扁豆等同用。

用法用量：水煎服，3～6克，宜后下。其叶长于发汗，梗偏于理气。

注意事项：薄荷芳香辛散，发汗耗气，故体虚多汗者不宜使用。

（4）蝉蜕

性味归经：味甘，性寒。归肺、肝经。

功效应用：疏散风热，透疹止痒，明目退翳，止痉。蝉蜕甘寒清热，质轻上浮，长于疏散肺经风热，宣肺疗哑，故可用于风热感冒，咽痛音哑。用于风热感冒或温病初起，发热头痛者，常配菊花、薄荷、连翘等同用；治疗风热上攻，咽痛音哑者，常与胖大海等同用，方如海蝉散。蝉蜕宣散透发，疏散风热，透疹止痒，常用于麻疹不透，风疹瘙痒。治疗风热外束，麻疹不透，常与薄荷、牛蒡子、紫草等同用，方如透疹汤；治疗风湿热相搏，风疹湿疹，皮肤瘙痒，常配荆芥、防风、苦参等同用，方如消风散。蝉蜕入肝经，疏散肝经风热而有明目退翳之功，故可用于治疗风热上攻，目赤肿痛，翳膜遮睛,常配菊花、白蒺藜、决明子等同用,方如蝉花散。此外,根据蝉蜕疏散风热,凉肝息风止痉之功效,还用于惊痫夜啼,破伤风等。

用法用量:水煎服,3～10克,或单味研末冲服。一般病症用量宜小,止痉则需大量。

注意事项:孕妇慎用。

（5）射干

性味归经:味苦,性寒。归肺经。

功效应用:清热解毒,祛痰利咽。射干苦寒泄降,清热解毒,入肺经,清肺泄火,降气消痰,消肿,是治疗咽喉肿痛的常用药物,可单用捣汁含咽,或以醋研汁嚼,引涎出即可,亦可与黄芩、桔梗、甘草等同用。射干善于清肺火,降气消痰,以平喘止咳。用于痰盛咳喘,常与桑白皮、马兜铃、桔梗等清热化痰药同用,方如射干马兜铃汤。适当配伍射干也可用于寒痰气喘,咳嗽痰多等,应与细辛、生姜、半夏等温肺化痰药配伍,方如射干麻黄汤。

用法用量:水煎服,6～10克。

注意事项:孕妇忌用或慎用。

（6）马勃

性味归经:味辛,性平。归肺经。

功效应用:清热解毒,利咽,止血。马勃味辛质轻,入肺经,既能宣散肺经风热,又能清泄肺经实火,长于解毒利咽,用于风热及肺火咽喉肿痛、咳嗽失音,为治咽喉肿痛的常用药物。轻者可单用研末含咽,或与金银花、连翘、黄芩等药配用,重者可与薄荷、牛蒡子及玄参、板蓝根等同用,共奏疏散风热、清热解毒之功,方如普济消毒饮。马勃有止血之功,也用于吐血衄血、外伤出血;治火邪迫肺,血热妄行引起的吐血、衄血等症,可单用,或与其他凉血止血药配伍,治外伤出血,则可用马勃粉撒敷伤口,有止血作用。

用法用量:水煎服,3~6克。外用适量。

(7)半夏

性味归经:味辛,性温。有毒。归脾、胃、肺经。

功效应用:燥湿化痰,降逆止呕,消痞散结;外用消肿止痛。半夏辛温而燥,为燥湿化痰,温化寒痰之要药,尤善治脏腑之湿痰、寒痰。治痰湿阻肺之咳嗽气逆,痰多质稀者,常配陈皮同用,方如二陈汤;治湿痰眩晕,则配天麻、白术以化痰息风,方如半夏白术天麻汤。半夏为止呕要药,用于胃气上逆之呕吐,对各种原因引起的呕吐,皆可随症配伍用之,对痰饮或胃寒呕吐尤其适宜。如治胃寒呕吐常配生姜同用,治胃热呕吐则配黄连,治胃阴虚呕吐配石斛、麦冬,治胃气虚呕吐配人参、白蜜。半夏辛开散结,化痰消痞,所以也用于治心下痞、结胸、梅核气,同时也是治疗慢性咽炎的常用药物。治心下痞满、湿热阻滞者,配干姜、黄连、黄芩,以苦辛通降,开痞散结,方如半夏泻心汤;治痰热结胸,配瓜蒌、黄连,方如小陷胸汤;治梅核气及慢性咽炎辨证属气郁痰凝者,配紫苏、厚朴、茯苓等,以行气解郁,化痰散结,方如半夏厚朴汤。半夏内服能消痰散结,外用能消肿止痛,故还用于治疗瘿瘤痰核,痈疽肿毒,以及毒蛇咬伤等。治瘿瘤痰核,常配昆布、海藻、贝母等;治痈疽发背、无名肿毒、毒蛇咬伤,以生品研末调敷或鲜品捣敷,有一定疗效。

用法用量:水煎服,3～10克,外用适量。一般宜制用,制半夏有姜半夏、法半夏等,姜半夏长于降逆止呕,法半夏长于燥湿化痰且温性较弱,半夏曲则有化痰消食之功。至于竹沥半夏,药性由温变凉,能清化热痰,主治热痰、风痰之证。

注意事项:半夏反乌头。半夏性温燥,凡阴虚燥咳、血证、热痰、燥痰应慎用,然经过适当配伍热痰证亦可用之。

(8)石斛

性味归经:味甘,性微寒。归胃、肾经。

功效应用:养阴清热,益胃生津。石斛有清热生津之功效,用于热病伤津,低热烦渴,口燥咽干,舌红苔少,常配生地黄、麦冬等,方如《时病论》之清热保津法。石斛善养胃阴,生津液,故也用于胃阴不足,口渴咽干,食少呕逆,胃脘嘈杂,隐痛或灼痛,舌光少苔等,常配麦冬、竹茹、白芍等同用。此外,石斛尚有补肾养肝明目及强筋的作用,治肾虚目暗,视力减退,内障失明等,常与菊花、枸杞子、熟地黄等配伍,方如石斛夜光丸;治肾虚痿痹,腰脚软弱,常与熟地黄、怀牛膝、杜仲、桑寄生等配伍。

用法用量:水煎服,10～15克,鲜用15～30克。

(9)升麻

性味归经:味辛、甘,性微寒。归肺、脾、胃、大肠经。

功效应用:发表透疹,清热解毒,升举阳气。升麻辛甘微寒,能升散,有发表透疹之功效,用于风热头痛,麻疹不透。治风热上攻,阳明头痛,可配生石膏、黄芩、白芷等同用;若外感风热夹湿之头面巅顶痛甚的雷头风证,又当与苍术、薄荷、荆芥穗等配伍,方如清震汤;用于麻疹透发不畅,则常与葛根、白芍、甘草等同用,方如升麻葛根汤。升麻甘寒,清热解毒,可用于多种热毒证,尤善清解阳明热毒,对齿痛口疮、咽喉肿痛有较好疗效。治胃火上攻之头痛、牙龈肿痛、口舌生疮等,多与石膏、黄连、牡丹皮等同用,方如清胃散;若用治咽喉肿痛,痄腮丹毒,可与黄芩、黄连、玄参等配伍,方如普济消毒饮;治外感疫疠,阳毒发斑,咽痛目赤,可与鳖甲、当归等同用,方如升麻鳖甲汤;治温毒发斑,可与石膏、大青叶、紫草等同用。升麻入脾胃经,善引清阳之气上升,为升阳举陷之要药,故还用于治疗气虚下陷,久泻脱肛,以及胃下垂、子宫脱垂等,多与人参、黄芪、柴胡等同用,方如补中益气汤。治气虚崩漏下血,则以本品配人参、黄芪、白术等同用,方如举元煎。

用法用量:水煎服,3~10克。发表透疹解毒宜生用,升阳举陷固脱宜制用。

注意事项:麻疹已透及阴虚火旺,肝阳上亢,上盛下虚者,均当忌用。

(10)黄芩

性味归经:味苦,性寒。归肺、胃、胆、大肠经。

功效应用:清热燥湿,泄火解毒,凉血止血,除热安胎。黄芩苦寒,清热燥湿,能清肺胃胆及大肠经之湿热,尤善清中上焦湿热,用于湿温暑湿,湿热痞闷,黄疸泻痢。治湿温暑湿,湿热郁阻,胸脘痞闷,恶心呕吐,身热不扬,舌苔黄腻,多与滑石、白蔻仁、通草等同用,方如黄芩滑石汤;若湿热中阻,痞满呕吐,常与黄连、干姜、半夏配伍,方如半夏泻心汤;若大肠湿热,泄泻痢疾,可与黄连、葛根同用,方如葛根芩连汤;用于湿热黄疸,则常与茵陈、栀子等并用。黄芩善于清肺火及上焦之实热,并有较强的泄火解毒之力,所以也用于外感热病、肺热咳嗽、热病烦渴,以及痈肿疮毒、咽喉肿痛。治火毒炽盛的疮痈肿毒、咽喉肿痛,常与金银花、连翘、牛蒡子、板蓝根等同用。根据黄芩清热凉血之功效还用于火毒炽盛、迫血妄行的出血证,如吐血、衄血、便血、尿血、妇女崩漏等。

用法用量:水煎服,3～10克。清热多生用,安胎多炒用,止血多炒炭用,清上焦热多酒炒用。本品又分枯芩,即生长年久的宿根,善清肺火;条芩,为生长年少子根,善清大肠之火,泄下焦湿热。

注意事项:本品苦寒伤胃,脾胃虚寒者不宜使用。

(11)玄参

性味归经:味苦、甘、咸,性寒。归肺、胃、肾经。

功效应用:清热凉血,滋阴解毒。玄参苦甘咸寒而质润,功能清热凉血,养阴润燥,泄火解毒,用于温邪入营,内陷心包,温毒发斑,津伤便秘。治温病热入营分,身热夜甚,心烦口渴,舌绛脉数,常配生地黄、麦冬同用,方如清营汤;治温病邪陷心包,神昏谵语,多与麦冬、连翘心等同用,方如清宫汤；若温热病气血两燔，发斑发疹，常与石膏、知母同用，方如化斑汤。玄参咸寒，有清热凉血，解毒散结，利咽消肿之功，故用于咽喉肿痛，瘰疬痰核，痈肿疮毒。治外感温毒，热毒壅盛之咽喉肿痛、大头瘟疫，常与薄荷、连翘、板蓝根等同用，方如普济消毒饮；治阴虚火旺的咽喉肿痛，可与麦冬、桔梗、甘草等同用，方如玄参甘桔汤；治痰火郁结之瘰疬痰核，多与贝母、生牡蛎等同用，方如消瘰丸；治疮疡肿毒，则多配金银花、连翘、紫花地丁等同用。此外，玄参配百合、生地黄、熟地黄、川贝母等可治劳嗽咯血，配地骨皮、银柴胡、牡丹皮等可治骨蒸劳热，与麦冬、五味子、枸杞子等同用还可治内热消渴，皆取其清热凉血、滋阴润燥之功效。

用法用量：水煎服，10～15克。

注意事项：玄参性寒而滞，脾胃虚寒、食少便溏者不宜服用。玄参反藜芦。

(12)北沙参

性味归经：味甘、微苦，性微寒。归肺、胃经。

功效应用：养阴清肺，益胃生津。北沙参能养肺阴而清燥热，用于肺阴虚的肺热燥咳，干咳少痰，或痨嗽久咳，咽干音哑等，常与麦冬、玉竹、天花粉、川贝母等同用。根据北沙参养胃阴，清胃热，生津液之功效，也用于胃阴虚或热伤胃阴，津液不足的口渴咽干，舌质红绛，胃脘隐痛，嘈杂，干呕等，通常与麦冬、石斛等配合。

用法用量：水煎服，10～15克。

（13）南沙参

性味归经：味甘，性微寒。归肺、胃经。

功效应用：养阴清肺，化痰，益气。南沙参有养肺阴，清肺热，润肺燥，化痰止咳之功效，用于肺阴虚的燥热咳嗽，症见干咳少痰，或痰黏不易咳出者，可与麦冬、桑叶、知母、川贝母等同用。南沙参还可养阴生津而兼益气，故也用于热病后气津不足或脾胃虚弱，而见咽干口燥，舌红少津，食少不饥者，常与石斛、麦冬、山药、谷芽等配合应用。

用法用量：水煎服，10～15克。

注意事项：沙参反藜芦。

（14）大青叶

性味归经：味苦、咸，性大寒。归心、肺、胃经。

功效应用：清热解毒，凉血消斑。大青叶苦寒，善解心胃二经实火热毒，咸寒入血分，又能凉血消斑，故可用治热入营血，心胃毒盛，气血两燔，温毒发斑等证，常与栀子等同用。大青叶还可用治风热表证，温病初起，发热头痛，口渴咽痛等症，常与金银花、连翘、牛蒡子等同用。大青叶苦寒，既清心胃二经实火，又善解瘟疫时毒，有解毒利咽之效，也用于治喉痹口疮，丹毒痈肿。治心胃火盛，瘟毒上攻，发热头痛，痄腮喉痹，咽喉肿痛，口舌生疮诸症，常以鲜品捣汁内服，或配入玄参、山豆根、黄连等复方使用；用治丹毒痈肿等症，可用鲜品捣烂外敷，或与蒲公英、紫花地丁、七叶一枝花等药同煎内服。

用法用量：水煎服，10～15克，鲜品30～60克。外用适量。

注意事项：脾胃虚寒者忌用。

(15)板蓝根

性味归经：味苦，性寒。归心、胃经。

功效应用：清热解毒，凉血利咽。板蓝根有类似于大青叶的清热解毒凉血之功效，而更以解毒利咽散结见长，主要用于温热病发热、头痛、咽喉肿痛，或温毒发斑、疮腮、痈肿疮毒、丹毒、大头瘟疫等多种热毒炽盛之证。如用于外感风热发热头痛或温病初起有上述症候者，常与金银花、连翘、荆芥等同用；治大头瘟疫，头面红肿，咽喉不利等证，常配伍玄参、连翘、牛蒡子等，方如普济消毒饮。

用法用量：水煎服，10～15克。

注意事项：脾胃虚寒者忌用。

(16)牛蒡子

性味归经：味辛、苦，性寒。归肺、胃经。

功效应用：疏散风热，透疹利咽，解毒消肿。牛蒡子辛散苦泄，寒能清热，故有疏散风热，宣肺利咽之功效，用于风热感冒，咽喉肿痛。治风热感冒、咽喉肿痛，常配金银花、连翘、荆芥、桔梗等同用，方如银翘散；若风热壅盛，咽喉肿痛，热毒较甚者，可与大黄、薄荷、荆芥、防风等同用，方如牛蒡子汤；若风热咳嗽，痰多不畅者，常配荆芥、桔梗、前胡、甘草。牛蒡子辛苦性寒，于升浮之中又有清降之性，能外散风热，内泄其毒，有清热解毒，消肿利咽之效，且性偏滑利，兼可通利二便，故用于痈肿疮毒，疮腮喉痹。治风热外袭，火毒内结，痈肿疮毒，兼有便秘者，常与大黄、芒硝、栀子、连翘、薄荷等同用。牛蒡子配瓜蒌、连翘、天花粉、青皮等同用，又可用于治疗肝郁化火，胃热壅络之乳痈证，方如瓜蒌牛蒡汤；牛蒡子配玄参、黄芩、黄连、板蓝根等同用，还可治瘟毒发颐、痄腮喉痹等热毒之证，方如普济消毒饮。另外，牛蒡子清泄透用，能疏散风热，透泄热毒而促使疹子透发，所以还用于麻疹不透或透而复隐，常配薄荷、荆芥、蝉蜕、紫草等同用，方如透疹汤。

用法用量：水煎服，3～10克。炒用寒性略减。

注意事项：牛蒡子性寒，滑肠通便，气虚便溏者慎用。

(17)蒲公英

性味归经：味苦、甘，性寒。归肝、胃经。

功效应用：清热解毒，消痈散结，利湿通淋。蒲公英苦以泄降，甘以解毒，寒能清热兼散滞气，为清热解毒、消痈散结之佳品，主治内外热毒疮痈诸证，兼能通经下乳，又为治疗乳痈之良药。治痈肿疔毒，常与野菊花、紫花地丁、金银花等同用，方如五味消毒饮；治疗乳痈肿痛，可单用本品浓煎内服，或以鲜品捣汁内服，渣敷患处，也可与全瓜蒌、金银花、牛蒡子等药同用；治肠痈腹痛，常与大黄、牡丹皮、桃仁等同用；治肺痈吐脓，常与鱼腥草、冬瓜仁、芦根等同用；与板蓝根、玄参等配伍还可用于咽喉肿痛；鲜品外敷可治毒蛇咬伤等。蒲公英苦寒，清热利湿，利尿通淋，故对湿热引起的淋证、黄疸等也有较好的疗效，常用于热淋涩痛、湿热黄疸。治热淋涩痛，常与白茅根、金钱草、车前子等同用，以加强利尿通淋的效果;治湿热黄疸,常与茵陈、栀子、大黄等同用。

用法用量:水煎服,10～30克。外用适量。

注意事项:用量过大可致缓泻。

(18)山豆根

性味归经:苦,寒。归肺、胃经。

功效应用:清热解毒,利咽消肿。山豆根大苦大寒,清热解毒,利咽消肿,为治疗咽喉肿痛的要药,用于热毒蕴结,咽喉肿痛。轻者可单用本品水煎服或含漱;重者须配伍玄参、板蓝根、射干等药,以增强疗效。山豆根入胃经,清胃火,故对胃火上炎引起的邪龈肿痛、口舌生疮等症也可应用,可单用煎汤漱口,或与石膏、黄连、升麻、牡丹皮等同用。此外,山豆根还可用于湿热黄疸、肺热咳嗽、痈肿疮毒等症,近年用于钩端螺旋体病及早期肺癌、喉癌、膀胱癌等,均取得了一定疗效。同时,山豆根对慢性肝炎也有一定疗效。

用法用量:水煎服,3～10克。

注意事项:山豆根大苦大寒,过量服用易引起呕吐、腹泻、胸闷、心悸等不良反应,故用量不宜过大。脾胃虚寒者慎用。

(19)野菊花

性味归经:味苦、辛,性微寒。归肺、肝经。

功效应用:清热解毒。野菊花有较强的清热解毒作用,用于痈疽疔疖、丹毒,可单用,内服或捣鲜品敷患处,或与蒲公英、紫花地丁、金银花等配伍,方如五味消毒饮。野菊花解毒泄火,利咽止痛,用于热毒上攻之咽喉肿痛,风火赤眼等。治咽喉肿痛,常配蒲公英、紫花地丁、连翘等;治风火相煽之目赤肿痛,常与金银花、密蒙花、夏枯草等配合,方如《经验方》中之金黄洗肝汤。此外,野菊花内服并煎汤外洗也用于治湿疹等皮肤瘙痒。

用法用量:水煎服,6～18克。外用适量。

(20)穿心莲

性味归经:味苦,性寒。归肺、胃、大肠、小肠经。

功效应用:清热解毒,燥湿消肿。穿心莲苦寒降泄,清热解毒,善清肺火,故凡肺热肺火引起的病症皆可应用,常用于外感风热,温病初起,肺热咳喘,肺痈吐脓,咽喉肿痛等。治外感风热或温病初起,发热头痛,常与金银花、连翘、薄荷等同用;治肺热咳嗽气喘,常与黄芩、桑白皮、地骨皮等合用;治肺痈咳吐脓痰,多与鱼腥草、桔梗、冬瓜仁等同用;治咽喉肿痛,常与玄参、牛蒡子、板蓝根等同用。穿心莲苦燥性寒,有清热解毒燥湿之功效,故凡湿热诸症均可应用,可用于湿热泻痢,热淋涩痛,湿疹瘙痒等。胃肠湿热、腹痛泄泻、下痢脓血者,可单用或与马齿苋、黄连等同用;膀胱湿热、淋漓涩痛者,多与车前子、白茅根、黄柏等合用;治湿疹瘙痒,可以本品为末,甘油调涂。穿心莲有较好的清热解毒,燥湿消肿之功效,故也用于湿热火毒诸症,对痈肿疮毒、蛇虫咬伤有一定疗效。治痈肿疮毒,蛇虫咬伤,可单用,或配金银花、野菊花、七叶一枝花等水煎服,并用鲜品捣烂外敷,均有解毒消肿的作用。

用法用量:水煎服,3～6克;多为丸、散、片剂。外用适量。

注意事项:煎剂易致呕吐。脾胃虚寒者不宜用。

3. 治疗咽炎常用的方剂有哪些

(1)桔梗汤(《伤寒论》)

组成:桔梗 10 克,甘草 6 克。

用法:每日 1 剂,水煎分早晚服。

功效:宣肺祛痰,清热利咽。

主治:咳嗽有痰,咽喉肿痛,肺痈,咳而胸满,振寒脉数,咽干不爽,时出浊唾腥臭,久久吐脓如米粥。

方解:方中桔梗宣肺祛痰利咽,且能排脓;甘草清热解毒。二药相配,有宣肺祛痰,清热利咽,排脓解毒之功。

按语:本方以咳嗽痰多,咽喉肿痛为辨证要点。现在常用本方根据辨证加减治疗咽喉炎、扁桃体炎、肺炎、肺脓肿、支气管炎等。

加减:若恶寒发热者,加金银花、连翘;咽痛音哑者,加薄荷、牛蒡子、蝉蜕;咳痰黄稠者,加桑白皮、黄芩、贝母;肺痈者,加芦根、薏苡仁、冬瓜仁、鱼腥草。

(2)桑杏汤(《温病条辨》)

组成:杏仁 4.5 克,沙参 6 克,桑叶、浙贝母、香豉、栀子、梨皮各 3 克。

用法:每日 1 剂,水煎分早晚服。

功效:清宣温燥。

主治:外感温燥,邪在肺卫,身不甚热,干咳无痰,咽干口渴,右脉数大。

方解:方中桑叶、豆豉宣肺散邪;杏仁宣肺利气;沙参、浙贝母、梨皮润肺止咳;栀子清泄胸膈之热。诸药合用,共奏清宣温燥,润肺止咳之效。

按语:本方以身微热,干咳无痰,咽干口渴,舌红苔薄白而燥,脉浮数为辨证要点。现在常用本方根据辨证加减治疗上呼吸道感染、百日咳、肺结核咯血、急性咽炎、慢性咽炎等。

加减:若咽喉干痛明显者,加牛蒡子;鼻出血者,加白茅根、侧柏叶;津伤较甚者,加麦冬、玉竹;热重者,加石膏、知母。

注意:本方证邪气轻浅,肺药亦宜轻清,故用药既取气味之轻,且煎煮时间亦不宜过长。原书方后注云:"轻药不得重用",即此义也。

(3)桑菊饮(《温病条辨》)

组成:桑叶8克,菊花、薄荷、甘草各3克,杏仁、桔梗、苇根各6克,连翘5克。

用法:每日1剂,水煎分早晚服。

功效:疏风清热,宣肺止咳。

主治:风温初起,咳嗽,身热不甚,口微渴,舌苔薄白或薄黄,脉浮数。

方解:方中桑叶清透肺络之热,菊花清散上焦风热,并作主药;辅以辛凉之薄荷,助桑叶、菊花散上焦风热,桔梗、杏仁一升一降,解肌肃肺以止咳;连翘清透膈上之热,苇根清热生津止渴,为佐药;甘草调和诸药,为使药。诸药配合,有疏风清热,宣肺止咳之功。

按语:本方以咳嗽,身热不甚,口微渴为辨证要点。现在常用本方根据辨证加减治疗上呼吸道感染、急性扁桃体炎、急性咽炎、急性支气管炎、肺炎、麻疹、百日咳等。

加减:咳嗽痰稠、咳痰不爽者,加瓜蒌皮、浙贝母;痰多黄稠者,加黄芩、冬瓜仁;痰中带血者,加白茅根、藕节、牡丹皮;热盛者,加石膏、金银花、连翘;咽痛者,加射干、玄参等。

(4)银翘散(《温病条辨》)

组成:连翘、金银花各30克,桔梗、薄荷、牛蒡子各18克,竹叶、荆芥穗各12克,生甘草、淡豆豉各15克。

用法:上药为散剂,每次18克,加鲜芦根水煎服,轻者每日服3次,重者每日服4次;亦可为汤剂,每日1剂,水煎服,用量按原方比例酌情增减。

功效:辛凉透表,清热解毒。

主治:温病初起,发热无汗,或有汗不畅,微恶风寒,头痛口渴,咳嗽咽痛,舌尖红,苔薄白或薄黄,脉浮数。

方解:方中以金银花、连翘清热解毒,轻宣透表,为主药;荆芥穗、薄荷、淡豆豉辛散表邪,透热外出,为辅药;牛蒡子、桔梗、甘草合用,能解毒利咽散结,宣肺祛痰,淡竹叶、芦根甘凉轻清,清热生津以止渴,均为佐药;甘草调和诸药,为使药。诸药合用,清热解毒与辛散表邪药相配伍,共奏辛凉透表,清热解毒之功效。

按语：本方以发热，微恶风寒，口渴，舌红，苔薄白，脉浮数为辨证要点。现在常用本方根据辨证加减治疗麻疹、流行性感冒、急性扁桃体炎、急性咽炎、流行性腮腺炎、急性支气管炎、肺炎、丹毒、痈疮等。现代药理研究证实，本方具有解热、抗炎、抗过敏、增强巨噬细胞吞噬能力、促进免疫功能、抑制流行性感冒病毒等作用。

（5）玉女煎（《景岳全书》）

组成：石膏 15～30 克，熟地黄 9～30 克，麦冬 6 克，知母、牛膝各 4.5 克。

用法：每日 1 剂，水煎分早晚服。

功效：清胃滋阴。

主治：消渴，消谷善饥，胃热阴虚，烦热干渴，头痛，牙痛，牙龈出血，齿松龈肿，或吐血鼻衄，舌质红，苔黄干。

方解：方中石膏清胃火之有余，为主药；熟地黄滋肾水之不足，为辅药；二药合用，是清火而又壮水之法。知母苦寒质润，助石膏以泻火清胃，无苦燥伤津之虑；麦冬养胃阴，协熟地黄以滋肾阴，兼顾其本，均为佐药。牛膝滋补肾水，并可引热下行，可使热伤血络之溢血停止，故为使药。诸药配伍，共奏清胃滋肾之功。

按语：本方以牙痛，齿松，牙出血，舌质红，苔黄而干为辨证要点。现在常用本方根据辨证加减治疗口腔炎、咽喉炎、舌炎、牙痛、糖尿病、三叉神经痛、鼻出血、咯血、咳嗽等。

注意：大便溏泄者不宜用。

（6）左归饮（《景岳全书》）

组成:熟地黄 9 克,山药、枸杞子各 6 克,炙甘草 3 克,茯苓 4 克,山茱萸 5 克。

用法:每日 1 剂,水煎分早晚服。

功效:养阴补肾。

主治:真阴不足,腰膝酸软,头晕耳鸣,盗汗,口燥咽干,口渴欲饮,舌光红,脉细数。

方解:方中用熟地黄为主药,甘温滋肾以填真阴;辅以山茱萸、枸杞子养肝血,合主药以加强滋肾阴而养肝血之效;佐以茯苓、炙甘草益气健脾,山药益阴健脾滋肾。合而用之,有滋肾养肝益脾之效。

按语:本方以头晕耳鸣,腰酸咽干,舌光红,脉细数为辨证要点。现在常用本方根据辨证加减治疗肺结核、神经衰弱、高血压、慢性咽炎、糖尿病、月经不调等。

(7)羌蓝汤(《中医方剂临床手册》)

组成:羌活 9～12 克,板蓝根 15～30 克。

用法:每日 1 剂,水煎分早晚服。

功效:辛凉解表,清热解毒。

主治:外感发热,恶寒,头痛,或肢体酸痛,咽喉肿痛,流行性腮腺炎等。

方解:方中以羌活辛苦温,能发散风寒而解表邪,祛风湿而止疼痛,且有退热之功;板蓝根苦寒,清热解毒,且用量重于羌活,能制约其温。二药配伍,共成辛凉解表,清热解毒之方。

按语:本方以发热恶寒,咽痛,舌苔薄,脉浮数为辨证要点。现在常用本方根据辨证加减治疗感冒、急性扁桃体炎、咽喉炎、流行性腮腺炎等。

加减：如热重者，加金银花、连翘、蒲公英；咽痛者，加山豆根、马勃、桔梗；头痛者，加桑叶、菊花、川芎；咳嗽有痰者，加桔梗、杏仁、浙贝母。

（8）泻心汤（《金匮要略》）

组成：大黄 6 克，黄连 3 克，黄芩 9 克。

用法：每日 1 剂，水煎分早晚服。

功效：泻火解毒，燥湿泄热。

主治：邪火内炽，迫血妄行，吐血、鼻出血，三焦积热，头项肿痛，眼目红肿，口舌生疮，心膈烦躁，尿赤便秘，疔疮走黄，痈肿丹毒，湿热黄疸，胸中烦热痞满，舌苔黄腻，脉数实等。

方解：方中大黄清热泻火解毒，并能攻下通便，使热毒下泄，为主药；黄连、黄芩清热燥湿，泻火解毒，为辅助药。"三黄"合用，共奏泻火解毒，燥湿泄热之功。

按语：本方以面红目赤，烦热痞满，尿赤便秘，吐血衄血，口舌生疮，湿热黄疸，疔疮肿毒，舌苔黄腻为辨证要点。现在常用本方根据辨证加减治疗上消化道出血、支气管扩张咯血、肺结核咯血、鼻出血、齿出血、口腔炎、咽喉炎等。

注意：凡阳虚失血、脾不统血者，忌用本方。

（9）甘露饮（《太平惠民和剂局方》）

组成：枇杷叶、熟地黄、天冬、炒枳壳、茵陈、生地黄、麦门冬、石斛、炙甘草、黄芩各等份。

用法：将上药共研为细末，每次 6 克，水煎服。亦可改作汤剂，每日 1 剂，水煎服，各药用量按常规用量酌定。

功效：养阴清热，行气利湿。

主治：胃中客热，牙宣口气，牙龈肿烂，时出脓血，目赤肿痛，口舌生疮，咽喉肿痛，疮疹黄疸，肢体微肿，胸满气短，二便秘涩，或时身热，舌质红，脉细数。

方解：方中生地黄、熟地黄、天冬、麦冬、石斛滋阴清润；黄芩、枇杷叶清泻胃中之热；枳壳调畅气机，茵陈清利湿热。诸药合用，共奏养阴清热，行气利湿之功，主要用于治疗阴虚火旺之口腔疾病。

按语：本方以牙龈肿痛，口舌生疮，舌质红，脉细数为辨证要点。现在常用本方根据辨证加减治疗口腔溃疡、牙龈肿痛、咽炎、慢性扁桃体炎、糖尿病等。

(10)香苏散(《太平惠民和剂局方》)

组成：香附、紫苏叶各 120 克，陈皮 60 克，炙甘草 30 克。

用法：上药为粗末，每次 9 克，每日 2 次，水煎服；亦可改作汤剂，每日 1 剂，水煎服，各药用量按原方比例酌减。

功效：疏散风寒，理气和中。

主治：外感风寒，内有气滞，形寒身热，头痛无汗，胸脘痞闷，不思饮食，舌苔薄白，脉浮。

方解：方中紫苏叶辛温芳香，疏散风寒，兼以理气和中，为主药；香附疏解肝胃气滞，为辅药；陈皮协助主、辅药以理气化滞，为佐药；炙甘草调和诸药而为使药。各药合用，共奏疏散风寒，理气和中之功。

按语：本方以恶寒身热无汗，胸脘痞闷，舌苔白脉浮为辨证要点。现在常用本方根据辨证加减治疗胃肠型感冒、胸痛、胃痛、梅核气、慢性咽炎、经期腹痛等。

注意：服药期间当慎食荤腥、酒肉，本方虽属解表轻剂，但药性偏温，兼有里热或素体阴虚者忌用。

（11）泻黄散（《小儿药证直诀》）

组成：藿香叶 21 克，栀子仁 3 克，石膏 15 克，甘草 90 克，防风 120 克。

用法：上药锉，同蜜、酒微炒香，为细末，每次 3～6 克，水煎，不拘时饮服；现代多作汤剂，每日 1 剂，水煎服，用量参考原方比例酌情增减。

功效：泻脾胃伏火。

主治：脾胃伏火，口疮口臭，烦渴易饥，口燥唇干，舌红脉数。

方解：方中石膏辛寒以治其热，栀子仁苦寒以泄其火，共成清上彻下之功。脾胃伏火与胃中实火不同，仅用清降，难以撤此中伏火积热，故方中重用防风，取其升散脾中伏火，亦属"火郁发之"的治则；更与石膏、栀子仁同用，是清降与升散并进，使清降不伤脾胃之阳，升散能解伏积之火。藿香芳香醒脾，一则以之振复脾胃气机，二则以之助防风升散脾胃伏火。以甘草泻火和中，用蜜、酒调服，皆有缓调中土，泄脾而不伤脾之意。本方配伍的特点是清泻与升发并用，配以醒脾和中以防泄脾所伤，对脾胃伏火之证，可称照顾周全。

按语:本方以口疮口臭,舌红脉数为辨证要点。现在常用本方根据辨证加减治疗口腔溃疡、慢性口腔炎症、咽炎、睑缘炎等。

加减:烦躁不宁者,加灯心草、赤茯苓;小便短赤者,加滑石;大便秘结者,加大黄;热重者,加金银花、连翘;津伤者,加石斛、麦冬。

(12)清胃散(《兰室秘藏》)

组成:生地黄 12 克,当归、升麻各 6 克,牡丹皮 9 克,黄连 3 克。

用法:原为散剂,现代多作汤剂,每日 1 剂,水煎服。

功效:清胃凉血。

主治:胃有积热,牙痛牵引头脑,面颊发热,其齿恶热喜冷,或牙龈溃疡,或牙宣出血,或唇舌颊腮肿痛,或口气热臭,口舌干燥,舌红苔黄,脉滑大而数。

方解:方中黄连苦寒泄火为主,以清胃中积热。以生地黄凉血滋阴,牡丹皮凉血清热,共为辅。并佐当归养血活血,升麻散火解毒,与黄连相伍,使上炎之火得散,内郁之热得降,并为阳明引经药。五味配合,共奏清胃与凉血之功。

按语:本方以牙痛,牙龈肿烂,牙宣出血,口气热臭,舌红苔黄为辨证要点。现在常用本方根据辨证加减治疗牙周炎、口腔炎、咽喉炎、口腔溃疡、三叉神经痛等。

(13)二至丸(《医方集解》)

组成:女贞子、墨旱莲(一方加桑葚干为丸,或桑葚熬膏和入)。

用法:女贞子不定量,蒸熟阴干,碾细筛净。将墨旱莲不拘量水煮 3 次,取汁煎熬,浓缩成流浸膏,加适量蜂蜜搅匀;或加干桑葚与墨旱莲混合煎熬,如上法浓缩成膏,仍加适量蜂蜜搅匀。把女贞子粉末拌入和为丸,每丸约重 15 克,置于玻璃瓶中待用。每次 1 丸,每日早晚用温开水送服。

功效:补肾养肝。

主治:肝肾阴虚口苦咽干,头昏眼花,失眠多梦,腰膝酸软,下肢痿软,遗精,早年发白等。

方解:方中女贞子甘苦凉,滋肾养肝,配墨旱莲苦酸寒,养阴益精、凉血止血。全方药味少而性平和,补肝肾、养阴血而不滋腻,为平补肝肾之剂。至于又方加甘寒之桑葚滋阴补血,与原方女贞子、墨旱莲协作,更加强了滋肾益肝之效,尤以配作丸剂常服,缓缓收功,对本方证更宜。

按语:本方以头晕目眩,耳鸣,舌质红少苔,脉弦细为辨证要点。现在常用本方根据辨证加减治疗高血压、慢性肾小球肾炎、慢性再生障碍性贫血、白细胞减少症、复发性口疮、萎缩性鼻炎、失眠、慢性咽炎、脱发、闭经等。

(14)麦门冬汤(《金匮要略》)

组成:麦冬 60 克,半夏 9 克,人参、粳米各 6 克,甘草 4 克,大枣 3 枚。

用法:每日 1 剂,水煎分早晚服。

功效:滋养肺胃,降逆和中。

主治:肺阴不足,咳逆上气,咳痰不爽,或咳吐涎沫,口干咽燥,手足心热,舌红少苔,脉虚数;胃阴不足,气逆呕吐,口渴咽干,舌红少苔,脉虚数。

方解:方中重用麦冬为主药,以其甘寒之性,滋养肺胃之阴,且清虚火。以半夏为辅,意在降逆化痰,其性虽燥,但与大量麦冬配伍,则燥性减而降逆之性存,独取其善降肺胃虚逆之气,且又使麦冬滋而不腻。佐以人参补益中气,与麦冬配伍,大有补气生津之功。复加粳米、大枣、甘草补脾益胃,使中气健运,则津液自能上输于肺,于是胃得其养,肺得其润,此亦"培土生金"之意。药仅六味,主从有序,润降相宜,既滋肺胃,又降逆气。对于虚热肺痿,咳唾涎沫者,是为正治之方;对于胃阴不足,气逆呕吐者,亦为恰当之剂。

按语:本方以咳逆,呕吐,口干咽燥,舌红少苔,脉虚数为辨证要点。现在常用本方根据辨证加减治疗慢性支气管炎、支气管扩张、肺结核、消化性溃疡、失音、慢性咽炎等。

(15)地黄饮子(《易简方》)

组成:人参、生地黄、熟地黄、炙黄芪、天冬、麦冬、枳壳、石斛、枇杷叶、泽泻、炙甘草各等份。

用法:上药共研为细末,每次9克,每日2次,水煎服;亦可改作汤剂,每日1剂,水煎服,各药用量按原方比例酌定。

功效:养阴益气,润燥生津。

主治:消渴,口燥咽干,口渴引饮,尿频量多,面红心烦,形瘦疲乏,脉虚大。

方解:方中二冬、二地、石斛养阴润燥,生津止渴;人参、黄芪、炙甘草补益元气;枇杷叶清肺胃之热,枳壳、泽泻疏导肺胃两腑,使上焦之热下泄。综合成方,具有养阴益气,润燥生津之效,适用于消渴而见有气阴两虚之证者。

按语:本方以口渴引饮,尿频量多,形瘦疲劳,脉虚大为辨证要点。现在常用本方根据辨证加减治疗糖尿病、肺结核、慢性咽炎等。

加减:如肺胃热炽者,加生石膏、知母;尿多者,加益智仁、桑螵蛸、五味子、覆盆子;疮痈者,加金银花、连翘、蒲公英。

(16)普济消毒饮(《东垣试效方》)

组成:黄芩、板蓝根各 15 克,黄连、牛蒡子、僵蚕各 9 克,陈皮、甘草、柴胡、桔梗、升麻各 6 克,玄参、连翘各 10 克,马勃、薄荷各 3 克。

用法:每日 1 剂,水煎分早晚服。

功效:疏风散邪,清热解毒。

主治:大头瘟,风热疫毒之邪壅于上焦,发于头面,恶寒发热,头面红肿热痛,目不能开,咽喉不利,舌燥口渴,舌红苔黄,脉数有力。

方解:方以酒炒芩、连清降发于头面热毒,为主药;牛蒡子、连翘、薄荷、僵蚕辛凉疏散头面风热,为辅;玄参、马勃、板蓝根有加强清热解毒之功,配甘草、桔梗、玄参以清利咽喉,玄参并有防止伤阴之作用,陈皮理气疏壅,以散邪热郁结,共为佐使药。方中配升麻、柴胡,是用其疏散风热之功,即"火郁发之"之意。芩、连配升麻、柴胡可引药上行,以清头面热毒;升、柴配芩、连,可防其升发太过,两者相反相成。诸药合用,共收疏散风热,清热解毒之功。

按语:本方以头面红肿热痛,恶寒发热,舌红苔黄,脉数有力为辨证要点。现在常用本方根据辨证加减治疗流行性腮腺炎、急性扁桃体炎、急性咽喉炎、上呼吸道感染、流行性出血热、丹毒等。现代药理研究证实,本方煎剂对甲型和乙型链球菌、肺炎双球菌、葡萄球菌等,均有较好的抑制作用。

(17)沙参麦冬汤(《温病条辨》)

组成:沙参、玉竹、麦冬、白扁豆、天花粉各 10 克,桑叶 6克,生甘草 5 克。

用法:每日 1 剂,水煎分早晚服。

功效:清养肺胃,生津润燥。

主治:燥伤肺胃,津液亏损,咽干口渴,干咳少痰,舌红少苔。

方解:方中沙参、麦冬清肺养阴,益胃生津,共为主药;辅以天花粉、玉竹生津润燥,增加沙参、麦冬清养肺胃之力;佐以桑叶轻宣燥热,白扁豆健脾益气;甘草为使,调和诸药。全方共奏清养肺胃,生津润燥之功。

按语:本方以咽干口渴,干咳少痰,舌红少苔为辨证要点。现在常用本方根据辨证加减治疗急性气管炎、慢性支气管炎、肺炎、急性咽炎、慢性咽炎、肺结核、口疮、秋燥、呕吐等。

加减:若久热久咳者,加地骨皮、川贝母;咯血者,加侧柏叶、仙鹤草、白及、三七;潮热颧红者,加银柴胡、黄芩;气虚者加人参、山药;阴虚者,加生地黄、玄参等。

(18)黄连阿胶汤(《伤寒论》)

组成:黄连 12 克,黄芩、白芍各 6 克,阿胶 9 克,鸡子黄 2 枚。

用法:每日 1 剂,先煎前三药,取汁,阿胶烊化入内,待稍冷,再入鸡子黄搅匀,分 2 次温服。

功效:养阴清热,除烦安神。

主治:阴虚火旺,心烦失眠,舌质红,苔黄燥,脉细数。

方解:方中黄连、黄芩泻心火之有余;白芍、阿胶补阴血之不足;鸡子黄滋肾阴,养心血而安神。诸药合用,使水不亏火不炽,则心烦失眠诸症状自除。

按语:本方以心烦失眠,口燥咽干,舌红苔燥,脉细数为辨证要点。现代常用于治疗神经官能症、绝经期综合征、慢性咽炎、头痛、牙痛、口舌生疮及失眠、焦虑、抑郁等。

加减:在临床应用时,一般可加女贞子、墨旱莲;咽干口渴,加玄参、麦冬、石斛;胸中烦热者,加山栀子、鲜竹叶;失眠易惊者,加龙齿、珍珠母;睡而不熟者,加酸枣仁、首乌藤。

(19)三阳清解汤(《医方新解》)

组成:葛根、金银花、连翘、柴胡各 24 克,石膏、大青叶、蒲公英各 30 克,黄芩 12 克,甘草 9 克。

用法:每日 1 剂,水煎分早晚服。

功效:辛凉透表,清热解毒。

主治:三阳热盛,或温病热入气分,或大头瘟毒等,症见高热持续不退,头晕胀痛,口渴心烦,咽喉疼痛,或微恶风寒、有汗或无汗、项背强痛,或两颊肿痛,舌质红,苔薄黄而燥,脉浮洪数而有力。

方解:方中葛根、金银花、连翘凉散太阳表热,石膏清解阳明里热,柴胡、黄芩和解少阳邪热,大青叶、蒲公英、金银花、连翘清热解毒,甘草调药和中。诸药合用,共奏清解三阳邪热,泻火解毒之功。

　　按语:本方以高热,口渴心烦,咽喉疼痛,或两颊肿痛,舌红苔黄,脉数有力为辨证要点。现在常用本方根据辨证加减治疗流行性感冒、急性扁桃体炎、急性咽喉炎、流行性腮腺炎、猩红热及其他感染性疾病证属三阳热盛者。

　　(20)六味地黄汤(《小儿药证直诀》)

　　组成:熟地黄 24 克,山茱萸、山药各 12 克,泽泻、牡丹皮、茯苓各 9 克。

　　用法:每日 1 剂,水煎分早晚服。

　　功效:滋阴补肾养肝。

　　主治:肝肾阴虚,腰膝酸软,头晕目眩,耳鸣耳聋,口燥咽干,盗汗遗精,消渴,骨蒸潮热,手足心热,牙齿动摇,小便淋漓,舌红少苔,脉沉细数。

　　方解:方中熟地黄滋肾填精为主药,辅以山茱萸养肝肾而涩精,山药补益脾阴而固精,三药合用,以达到三阴并补之功,这是补的一面。又配茯苓淡渗脾湿,以助山药益脾,泽泻清泄肾火,并防熟地黄之滋腻,牡丹皮清泄肝火,并制山茱萸之温,共为佐使药,这是泄的一面。各药合用,使之滋补而不留邪,降泄而不伤正,补中有泄,寓泄于补,相辅相成,是通补开合的方剂。

　　按语:本方以头晕耳鸣,腰膝酸软,口燥咽干,舌红少苔,脉沉细数为辨证要点。现在常用本方根据辨证加减治疗慢性肾炎、高血压、糖尿病、神经衰弱、男性不育症、慢性咽炎、妇女绝经期综合征、食管癌术后复发、食管上皮细胞重度增生等。

注意:本品长期服用有碍胃之弊,大凡有脾虚痰湿内阻之象者应慎用。

(21)养阴清肺汤(《重楼玉钥》)

组成:生地黄6克,麦冬、玄参各5克,生甘草、薄荷各2克,贝母、牡丹皮、炒白芍各3克。

用法:每日1剂,水煎分早晚服。

功效:养阴清肺。

主治:白喉,喉间起白如腐,不易拔去,咽喉肿痛,初起发热或不发热,鼻干唇燥,或咳或不咳,呼吸有声,似喘非喘。

方解:方中以生地黄养肾阴;麦冬养肺阴;玄参清虚火而解毒;牡丹皮凉血而消肿;贝母润肺化痰;白芍敛阴泄热;少佐薄荷散邪利咽;甘草和药解毒。综合全方,滋养肺肾,消肿利咽,微散表邪。

按语:本方以发热,咽喉肿痛,咽部白膜不易拭去,脉数为辨证要点。现在常用本方根据辨证加减治疗白喉、扁桃体炎、咽喉炎、鼻咽癌等。

加减:初起表证明显者,加桑叶、金银花、蝉蜕;热毒重者,加连翘、黄芩、土牛膝。

(22)防风通圣散(《宣明论方》)

组成:防风、荆芥、连翘、麻黄、薄荷、川芎、当归、白芍、白术、栀子、大黄、芒硝各 15 克,石膏、黄芩、桔梗各 30 克,甘草 60 克,滑石 90 克。

用法:上药为末,每次 6 克,每日 2 次,加生姜 3 片,水煎服;丸剂,每次 6 克,每日 2 次,分早晚服;亦可改作汤剂,每日 1 剂,水煎服,各药用量按原方比例酌定。

功效:疏风解表,泄热通便。

主治:风热壅盛,表里俱实,憎寒壮热,头目昏眩,目赤睛痛,口苦口干,咽喉不利,胸膈痞闷,咳呕喘满,涕唾稠黏,大便秘结,小便赤涩,疮疡肿毒,肠风痔瘘,丹毒等。

方解:本方为解表、清热、攻下三法并用之方。方中防风、荆芥、麻黄、薄荷疏风解表,使风邪从汗而解;大黄、芒硝泄热通便,配伍石膏、黄芩、连翘、桔梗清解肺胃之热;栀子、滑石清热利湿,使里热从二便而解。更以当归、川芎、白芍养血活血,白术健脾燥湿,甘草和中缓急。如此则汗不伤表,清下而不伤里,从而达到疏风解表,泻热通便之效。

按语:本方以恶寒发热,头痛口苦,咽喉不利,尿赤便秘为辨证要点。现在常用本方根据辨证加减治疗、流行性感冒、急性扁桃体炎、急性咽喉炎、肺炎、顽固性头痛等。

(23)半夏厚朴汤(《金匮要略》)

组成:半夏、茯苓各 12 克,厚朴、生姜各 9 克,紫苏叶 6 克。

用法:每日 1 剂,水煎分早晚服。

功效:行气散结,降逆化痰。

主治:咽中如有物阻,咳吐不出,吞咽不下,脘腹痞胀,胸胁满闷,或嗳气,或呕恶等。

方解:方中半夏化痰散结,降逆和胃,为主药。厚朴下气除满,助半夏以散结降逆;茯苓甘淡渗湿,助半夏以化痰,共为辅药。生姜辛温散结,和胃止呕;紫苏叶芳香行气,理肺疏肝,共为佐使药。诸药合用,共奏行气散结,降逆化痰之功。

按语:本方以咽中如有物阻,脘腹痞胀不适,嗳气呕恶,舌苔白腻,脉弦滑为辨证要点。现在常用本方根据辨证加减治疗癔症、胃肠神经官能症、慢性胃炎、食管痉挛、慢性咽炎、慢性支气管炎等。

注意:本方药物多苦温辛燥,气郁化火、阴伤津乏者不宜用。

(24)清燥救肺汤(《医门法律》)

组成:冬桑叶9克,石膏8克,人参、杏仁各2克,甘草、胡麻仁、阿胶、枇杷叶各3克,麦冬4克。

用法:每日1剂,水煎分早晚服。

功效:清燥润肺。

主治:温燥伤肺,头痛身热,干咳无痰,气逆而喘,咽喉干燥,鼻燥,胸满胁痛,心烦口渴,舌干无苔,脉虚大而数。

方解:方中以冬桑叶为主,清宣肺燥;以石膏、麦冬为辅,一则清肺经之热,二则润肺金之燥;如此配合,宣中有清,清中有润,石膏虽质重沉寒而量少,故不碍桑叶轻宣之性。余药皆为佐药,杏仁、枇杷叶利肺气,使肺气肃降有权;阿胶、胡麻仁润肺养阴,使肺得濡润之性;人参、甘草益气和中,使土旺金生,肺气自旺。诸药相伍,燥邪得宣,气阴得复,而奏清燥救肺之功,故以清燥救肺名之。

按语:本方以身热头痛,干咳无痰,气逆而喘,咽干鼻燥,胸满心烦,舌干无苔,脉虚大而数为辨证要点。现在常用本方根据辨证加减治疗慢性支气管炎、肺炎恢复期、急性咽炎、慢性咽炎、失音、喉痹等。

加减:若身热较甚者,加栀子;阴虚血热者,加生地黄;津伤口渴者,加天花粉、玉竹、沙参;咯血者,加侧柏叶、仙鹤草、白及等。

4. 如何正确煎煮中药汤剂

汤剂是临床最常采用的中药剂型,煎煮汤剂的方法直接影响药物的疗效。为了保证临床用药能获得预期的疗效,煎煮汤剂必须采用正确的方法。要正确煎煮中药,应注意以下几点。

(1)煎药器具的选择:煎煮中药最好选择砂锅、砂罐,因其不易与药物成分发生化学反应,并且导热均匀,传热较慢,保暖性能好,可慢慢提高温度,使药内有效成分充分释放到汤液中来。其次也可选用搪瓷制品。煎煮中药忌用铁、铜、铝等金属器具。

(2)煎药用水的选择:煎药用水必须无异味、洁净、澄清,含无机盐及杂质少,以免影响口味、引起中药成分的损失或变化。

(3)煎煮时加水量:煎药用水量应根据药物的性质、患者的年龄及用途而定。加水量应为饮片吸水量、煎煮过程中蒸发量及煎煮后所需药液量的总和。一般用水量为将饮片适当加压后,液面淹没过饮片约 2 厘米为宜。质地坚硬、黏稠或需要久煎的药物,加水量可比一般药物略多;质地疏松或有效成分容易挥发、煎煮时间较短的药物,则液面淹没药物即可。

(4)煎煮前浸泡:中药饮片煎前浸泡,既有利于有效成分的充分溶出,又可缩短煎煮时间。多数药物宜用冷水浸泡,一般药物可浸泡 20～30 分钟,以果实、种子为主的药可浸泡 1 小时左右。夏季气温较高时,浸泡的时间不宜过长,以免腐败变质。

(5)煎煮的火候和时间:煎煮中药的火候和时间应根据药物的性质和用途而定。煎一般药宜先大火后小火,即未沸前用大火,沸后用小火保持微沸状态。解表药及其他芳香性药物,一般用大火迅速煮沸,之后改用小火维持 10～15 分钟即可。有效成分不易煎出的矿物类、骨角类、贝壳类、甲壳类药及补益药,一般宜小火久煎,通常是沸后再煎 20～30 分钟,以使有效成分充分溶出。第二煎则通常较第一煎缩短 5～10 分钟。

(6)榨渣取汁:汤剂煎成后应榨渣取汁,因为一般药物加水煎煮后都会吸附一定的药液,同时已经溶入药液的有效成分可能被药渣再吸附。如药渣不经压榨取汁就抛弃,会造成有效成分的损失。

(7)煎煮的次数:煎药时药物有效成分首先会溶解进入

药材组织的水溶液中,然后再扩散到药材外部的水溶液中,到药材内外溶液的浓度达到平衡时,因渗透压平衡,有效成分就不再溶出了,这时只有将药液滤出,重新加水煎煮,有效成分才能继续溶出。为了充分利用药材,避免浪费,使药物有效成分充分溶出,每剂中药不可煎1次就弃掉,最好是煎2~3次。

(8)入药方法:一般药物可以同时入煎,但部分药物因其性质、性能及临床用途的不同,所需煎煮的时间不同,所以煎煮中药汤剂还应讲究入药的方法,以保证药物应有的疗效。入药方法有先煎、后下、包煎、另煎、烊化及冲服等。

①先煎。凡质地坚硬、在水里溶解度小的药物,如矿物类的磁石、寒水石,贝壳类的牡蛎、石决明等,应先入煎一段时间,再纳入其他药物同煎;川乌、附子等药,因其毒性经久煎可以降低,也应先煎,以确保用药安全。

②后下。凡因其有效成分煎煮时容易挥发、扩散或破坏而不耐煎煮者,如发汗药薄荷、荆芥,芳香健胃药白蔻仁、茴香,以及大黄、番泻叶等宜后下,待他药煎煮将成时投入,煎沸几分钟即可。大黄、番泻叶等药有时甚至可以直接用开水冲泡服用。

③包煎。凡药材质地过轻,煎煮时易漂浮在药液面上,或成糊状,不便于煎煮及服用者,如蒲黄、海金沙等,应用布包好入煎。药材较细,又含淀粉、黏液质较多的药,如车前子、葶苈子等,煎煮时容易粘锅、烟化、焦化,也应包煎。有些药材有毛,对咽喉有刺激性,如辛夷、旋覆花等,也要用纱

布包裹入煎。

④另煎。人参等贵重药物宜另煎，以免煎出的有效成分被其他药渣吸附，造成浪费。

⑤烊化。有些药物，如阿胶、蜂蜜、饴糖等，容易黏附于其他的药渣中或锅底，既浪费药物，又容易焦煳，宜另行烊化后再与其他药汁调服。

⑥冲服：入水即化的药，如竹沥等汁性药物，宜用煎好的其他药液或开水冲服。价格昂贵的药物，不易溶于水及加热易挥发的药物，如牛黄、朱砂、琥珀等，也宜冲服。

5. 怎样服用中药汤剂才恰当

汤剂煎成以后，服药是否得法对疗效也有一定影响，服用方法包括服药时间和服药的方法。一般来说，汤剂宜饭前服，对胃肠有刺激的药物宜在饭后服，滋腻补益药宜空腹服。另外根据病情，有的可以1天数服，有的也可以煎汤代茶不拘时服。前人认为："病在胸膈以上者，先食而后服药，病在心腹以下者，先服药而后食"。即是说病在上焦，欲使药力停留上焦较久者，宜食后服；病在下焦，欲使药力迅速下达者，宜食前服，可做参考。一般1剂中药分为2～3次服，病情紧急的则顿服，同时还有根据需要采用持续服药，以维持疗效的。治疗咽喉的汤药，一般每日1剂，分为头煎、二煎，混合后分早晚服，如遇特殊情况，也可1日连服2剂，以增强效力。

中药汤剂一般多用温服。热证用寒药则宜冷服，寒证用热药宜温服。但有时寒热错杂,相互格拒,可出现服药后呕吐的情况,如系真寒假热,则宜热药冷服;如系真热假寒,则宜寒药热服,此即《素问·五常政大论》中所说:"治寒以热,凉而行之,治热以寒,温则行之"的服药反佐法。其他如服药呕吐者,宜先少许姜汁,或嚼少许陈皮,然后再服汤药,或用冷服、频饮少进的方法。对于使用峻烈或毒性药,宜先进小量,而后根据情况逐渐增加,至有效为止,慎勿过量,以免发生中毒。总之,在治疗过程中,应根据病情的需要和药物的性能来决定不同的服用方法。

6. 中医治疗咽炎常用的法则有哪些

治疗法则是指导临床用药的依据,是根据临床症候辨证求因,在确定成因的基础上,进行审因论治而确定出来的。当治疗法则确定之后,就成为指导临床选方用药的主要原则。在辨证论治的过程中,方是从属于法的,治疗法则是用方的依据。

治疗咽炎不但有内治法,也有外治法。在内治法中,有其不同的法则,就临床来看,尤以疏风解表、清热解毒、利膈通便、滋阴养液、温补元气、解郁散结、清咽化痰较为常用,临证时应根据局部及全身辨证按不同病情采取相应的治法。当然,由于咽炎的发病机制和局部情况是复杂多样的,所以在具体运用其治疗法则时,常常是诸法则相互配合,结合应用,以使之更具针对性,有助于提高临床疗效。

（1）疏风解表:病初起,邪在肺卫,可用本法,使邪从表解,临证有风热和风寒之分。症见咽部红肿微痛,兼有发热恶风,头痛,咳嗽,脉浮数等风热症候,宜辛凉解表,常用方如疏风清热汤,药物如蝉蜕、牛蒡子、薄荷、桑叶、蔓荆子、葛根等;若症见咽部淡红,微肿或不肿,异物感,兼有发热恶寒,无汗,舌苔薄白,脉浮缓等风寒之症候,宜辛温解表,常用方如六味汤,药物如荆芥、防风、紫苏、羌活等。

(2)清热解毒:清热解毒用于热毒壅盛的咽炎,症见咽部红肿,焮痛较剧,高热口渴,舌质红苔黄等症候。病初起,因患者素嗜食辛辣,肠胃炽热,邪虽在表,但兼有脏腑内热上蒸,故常用本法与辛凉解表药同用,药物如连翘、牛蒡子、薄荷、夏枯草、紫花地丁、金银花、杭菊花、蒲公英等;若邪热壅盛传里,胃经热盛,咽部红肿疼痛加剧,高热,舌苔黄厚腻,脉洪大,宜苦寒泄火解毒,药物如黄连、黄芩、栀子、龙胆草、穿心莲等;若高热不退,烦躁,神昏谵语,舌质红绛等,为热入营分,宜清热凉血解毒,药物如牡丹皮、生地黄、红花、紫草等。又凡热毒壅盛者,咽部肿痛必剧,热毒减轻则肿痛亦随之减轻,故临证中清热解毒又为消肿止痛的一种方法。

(3)利膈通便:利膈通便适用于胃腑热盛,邪热内阻,咽部红肿痛加剧,身壮热,大便秘结,舌苔黄干厚,脉洪数之证,常用方如大承气汤,药物如大黄、芒硝、火麻仁、郁李仁等。

(4)滋阴养液:滋阴养液用于咽炎出现肾阴亏损或肺阴耗损病理机制者。若为肾阴虚,虚火上炎,症见咽部淡红微肿或微痛,晨轻暮重,讲话时常痛涩,或兼有腰酸、耳鸣、耳聋、怔忡、盗汗等阴虚火旺之症候。治宜滋养肾阴,清降虚火,常用方药如知柏地黄丸、六味地黄丸、杞菊地黄丸等;若为肺津耗伤,阴虚肺燥,症见咽部干燉不适微痛,痒咳,或兼有口咽干燥不喜饮,咳嗽痰稠,精神疲乏,讲话乏力等阴虚肺燥之症候,宜滋养肺阴,生津润燥,常用方药如甘露饮。

(5)温补元气:温补元气用于辨证属虚寒证的咽炎患者,此类患者在临床中较为少见,临证可分为肾阳虚和肺气虚。如肾阳虚,咽部微痛,不红不肿,吞咽不利,疼痛多在午前,可兼有面色㿠白,唇淡口和,手足冷,大便溏等症状。治宜温补肾阳,常用方如桂附八味丸;如属肺气虚,咽部淡白,干痛,语言低弱,可兼有食少困倦,少气懒言,动则气喘,咳嗽痰稀,自汗等症状,治宜培补元气,常用方药如补中益气汤。

(6)解郁散结:咽炎由七情伤肝,肝气不舒,气滞痰凝所致者,症见咽中如有炙脔,吐之不出,吞之不下,但不妨碍饮食,胸中痞满等。治宜疏肝解郁,行气化痰,常用方药如半夏厚朴汤。

(7)清咽化痰:咽炎由火热上炎,炼津成痰,痰涎结聚于咽部,阻遏气机者,症见痰多咳嗽,咽肿,气促,宜用清热化痰药物,如瓜蒌、贝母、竹茹、射干、前胡、葶苈子等。

7. 中医辨证治疗咽炎的思维模式是怎样的

中医辨证治疗咽炎,在明确其思路的前提下,还要弄清辨证要点,知道其思维模式,只有这样才能少走弯路,做到辨证准确,治疗方法合理,疗效才好。

(1)辨证要点:咽炎的辨证,当树立整体观念,就全身和局部进行整体辨证,并以辨红、肿、疼痛,辨声音,辨气味,辨焮痒与梗阻为要点。

①就辨红、肿、疼痛来讲。新病红、肿、疼痛,多属风热邪毒,邪在卫表之证;若淡红,不肿,微痛,多属风寒表证。咽部肿胀,色鲜红,疼痛较剧,发病较迅速,多是风热邪毒内犯,肺胃热毒壅盛之证。红肿高突,色深红,疼痛剧烈,按之坚硬者,3～5日不退,是为化脓趋势。若肿胀而色淡,疼痛轻微,多属痰涎湿浊凝聚;肿而不红,多属虚寒之证。久病微红微肿,晨轻暮重,多属肺肾阴虚,虚火上炎;午前疼痛较重,或症状较甚者,多属阳虚之证。肿与痛是有一定关系的,一般来说,风热表证,红肿疼痛较重;里热壅盛,红肿疼痛更甚;虚证,红肿疼痛轻微或不红肿,只有不适感。

②从辨声音来看。新病声音嘶哑,咽部红肿,多为风热、邪盛之证;若淡红或不红,多为风寒之证。讲话不清,咽部红肿痛,多为火热邪毒壅盛之证。声嘶日久,咽干不喜饮,多为肺肾阴虚,阴精亏损之证。语言低微,气短乏力,多属肺脾气虚。语言难出,呼吸气粗,咽喉部梗塞不适,多为痰涎阻塞咽喉气道之证。

③从辨气味分析。新病口有臭气,多为胃腑实热上蒸的实证。虚证一般无臭味,若有臭气多因病久,肺肾亏耗,邪毒伤腐肌膜,或肿瘤溃疡的重证。

④从辨焮痒与梗阻来说。咽部灼热色红而痒,多属风

热实证;若焮而痒,色淡红,多属肺燥;不焮而痒,多为风邪;焮而干燥,多属阴虚火旺。咽部梗阻感,如有肿物堵塞,但吞咽自如,无戏肿痛,多为肝气郁结,气痰交阻之证;若有异物感,时时咳嗽,咽干微痛,多属肺肾虚之证。若梗阻日重,饮食难下,呼吸不顺或困难,或见食则呕吐,当注意是否有肿瘤存在。

(2)辨治的思维模式:在辨证思维程序上,首先详细了解患者的病情,结合相关的检查,尤其是咽部局部的检查,进行鉴别诊断,以确立咽炎的诊断,判定是急性咽炎还是慢性咽炎,明确中医之病名。然后通过进一步分析,辨明其中医证型,并注意其兼证、并见证等。接着根据辨证分型之结果,确立相应的治则、方药及用法。

①示范病例。张某,女,44岁,农民,2009年4月16日初诊。患者咽干痒、异物感,伴咳嗽、咳痰反复发作2年余,曾行喉镜检查,显示为慢性咽炎。间断服用抗生素、润喉类药物等,症状可缓解一时。平时其情绪易于急躁,每遇心情不好时即病情加重。一周来因与丈夫生气,咽干痒、异物感再现并加重,并有胸闷、太息等,虽服逍遥丸等症状不减,现患者咽干痒,有异物感,吐之不出,吞之不下,但无碍饮食,伴咳嗽、咳痰,每因咽痒发作,痰时黄时白,查舌质红,苔白腻,脉弦,咽喉局部检查显示咽部黏膜暗红充血,附有黏性分泌物。

②第一步。明确中西医诊断。根据病史及临床表现,结合咽喉局部检查,西医诊断为咽炎,属慢性咽炎无疑,在

确立诊断时,应注意与慢性扁桃体炎、早期食管癌等相鉴别。根据患者病史,结合其以咽干痒,有异物感,吐之不出,吞之不下,但无碍饮食为突出表现,中医诊断为梅核气。

③第二步。分辨其中医证型。患者平时情绪易于急躁,咽干痒,有异物感,吐之不出,吞之不下,但无碍饮食,伴咳嗽、咳痰,每遇心情不好时即病情加重,查舌质红,苔白腻,脉弦,以气结痰凝为突出表现,中医辨证当属气结痰凝型梅核气。

④第三步。确立治则、方药及用法。辨证属气结痰凝,治当行气化痰,解郁散结。方选半夏厚朴汤加减。半夏、厚朴、陈皮、茯苓各 12 克,紫苏叶、柴胡各 9 克,桔梗、合欢花各15 克,炒牛蒡子 10 克,生麦芽 20 克,生姜 3 片,甘草 6 克。每日 1 剂,水煎分早晚服。

在应用中药治疗的同时,注意保护咽喉部,调畅情志,戒除烟酒,忌食辛辣油腻之品,宜食清淡易消化食物。

8. 中医是怎样辨证治疗急性咽炎的

在急性咽炎中,有风热侵袭、风寒袭表和肺胃热盛 3 种证型存在。当然,各证型间是相互联系的,可单独出现,亦可合并出现,临证时应仔细分析。

(1)风热侵袭型

主症:咽部疼痛较重,吞咽唾液时更为明显,咽部黏膜充血肿胀,伴有发热恶风,头痛,咳嗽痰黄,舌尖红,苔薄黄,脉浮数。

治则:疏风清热,宣肺利咽。

方药:疏风清热汤加减。金银花、连翘、桔梗各15克,黄芩、赤芍、玄参、桑白皮、牛蒡子各12克,荆芥、防风、浙贝母各10克,甘草6克。

用法:每日1剂,水煎分早晚温服。

(2)风寒袭表型

主症:咽部轻微疼痛,吞咽不利,咽部黏膜淡红,伴周身不适,热而畏寒,咳嗽痰稀,鼻塞,流清涕,舌质淡红,苔薄白,脉浮紧。

治则:辛凉解表,疏风散寒。

方药:六味汤加减。连翘、桔梗、茯苓、川芎、牛蒡子各12克,防风、荆芥各10克,薄荷、僵蚕、紫苏叶各9克,生姜3片,甘草6克。

用法:每日1剂,水煎分早晚温服。

(3)肺胃热盛型

主症:咽部疼痛较重或逐渐加剧,吞咽时痛甚,痰多而黄稠,咽喉梗塞明显,咽部黏膜弥漫性充血肿胀且较显著,咽后壁淋巴滤泡红肿突起,显现有黄白色斑点状改变,伴颌下淋巴结肿大压痛,且有发热不恶寒,口渴喜饮,大便秘结,小便黄赤,舌质红,苔黄,脉洪数。

治则:泄热解毒,利咽消肿。

方药:三黄泻心汤加减。连翘、桔梗、金银花各15克,黄芩、黄连、牛蒡子、射干、玄参各12克,瓜蒌壳10克,大黄、薄荷、生甘草各6克。

用法：每日 1 剂，水煎分早晚温服。

9. 中医是怎样辨证治疗慢性咽炎的

根据慢性咽炎发病机制和临床表现的不同，中医通常将其分为肺肾阴虚、脾肾阳虚、痰火郁结 3 种基本证型进行辨证治疗。

(1)肺肾阴虚型

主症：咽部干痛不适，灼热感、异物感，或咽痒干咳，痰少而黏，症状朝轻暮重，可伴有午后潮热，两颧潮红，虚烦失眠，大便干燥，腰膝酸软等症状，咽部黏膜暗红、干燥，舌质红少津，苔少或花剥，脉细数。

治则：滋养肺肾，降火利咽。

方药：百合固金汤加减。百合、生地黄、熟地黄、牛膝各 15 克，玄参、麦冬、当归、川贝母、桔梗各 12 克，北沙参、牡丹皮各 10 克，甘草 6 克。

用法：每日 1 剂，水煎分早晚温服。

(2)脾肾阳虚型

主症：咽喉微痛，梗噎不适，或干不思饮，饮则喜热汤，语声低微，精神不振，小便清长，大便溏薄，纳谷不香，手足不温，腰酸腿软，检查可见咽内不甚红亦不过于肿胀，或略呈淡白色，舌质淡，苔白滑，脉沉细弱。

治则：补益脾肾，温阳利咽。

方药：金匮肾气丸加减。山药、熟地黄、山茱萸、泽泻、茯苓、牡蛎各 12 克，牡丹皮、射干各 10 克，浙贝母、附子、肉桂各 9 克,甘草 6 克。

用法:每日 1 剂,水煎分早晚温服。

(3)痰火郁结型

主症:咽部异物感或痰黏着感明显,灼热发干,或有微痛,易恶心作呕,痰黏稠偏黄,伴有口臭,检查可见咽部黏膜颜色暗红,黏膜质地肥厚,咽后壁淋巴滤泡增多甚至融合成块,咽侧索肿胀,舌质偏红或有瘀斑瘀点,苔黄厚,脉细滑数。

治则:化痰散结,养阴利咽。

方药:贝母瓜蒌散加减。浙贝母、桔梗、沙参、玄参、茯苓、牛蒡子各 12 克,瓜蒌、天花粉、陈皮、半夏、蝉蜕各 10 克,甘草 6 克。

用法:每日 1 剂,水煎分早晚温服。

10. 如何选用单方验方治疗咽炎

单方是指药味不多,取材便利,对某些病症具有独特疗效的方剂。单方治病在民间源远流长,享有盛誉,"单方治大病"之说几乎有口皆碑,深入人心,在长期的实践中,人们总结有众多的行之有效的治疗咽炎的单方,采用单方治疗咽炎,方法简单易行,经济实惠,深受广大患者的欢迎。

验方是经验效方的简称。千方易得,一效难求,古今多少名医,毕其一生精力,在探求疾病的治疗中,反复尝试,反复验证,创造了一个个效验良方,此即验方。验方是医务界的同道在继承总结前人经验的基础上,融汇新知,不断创新,总结出的行之有效的经验新方。不断发掘整理名医专家治疗咽炎的经验效方,对于指导临床实践,提高治疗咽炎的临床疗效,无疑有举足轻重的作用。

单方验方治疗咽炎效果虽好,也只是中医治疗咽炎诸多方法中的一种,若能与针灸治疗、饮食调理、起居调摄等治疗调养方法相互配合,采取综合性的治疗措施,其临床疗效可大为提高。

需要说明的是,用于治疗咽炎的单方验方较多,各有其适用范围,由于患者个体差异和病情轻重不一,加之部分方剂还含有毒性药物,因此在应用单方验方时,一定要在有经验医师的指导下进行,做到根据病情辨病辨证选方用方,依单方验方的功效和适应证仔细分析、灵活运用,并注意随病情的变化及时调整用药,切忌死搬硬套。

11. 治疗急性咽炎常用的单方有哪些

处方 1

处方:鲜生地黄、生石膏各 30 克,牛膝 9 克。

用法:每日 1 剂,水煎分早晚温服。

主治:急性咽炎咽部疼痛,吞咽不利,咳痰黄稠。

处方 2

处方:鲜鸭跖草 15 克。

用法:每日 1～2 剂,捣烂煎汤服,或无鲜品者,亦可每日1 剂,水煎服。

主治:急性咽炎咽部疼痛,吞咽不利,咳痰黄稠。

处 方 3

处方:金果榄 10 克。

用法:每日 1 剂,水煎分早晚温服。

主治:急性咽炎。

处 方 4

处方:板蓝根、灯笼草各 30 克。

用法:每日 1 剂,水煎分早晚温服。

主治:急性咽炎。

处 方 5

处方:鲜鱼腥草 60 克,白糖适量。

用法:将鲜鱼腥草洗净,捣烂,用米泔水煮沸冲调,加适量白糖搅匀,温服之,每日 2 次。

主治:急性咽炎。

处 方 6

处方:金银花 12 克,野菊花 15 克,赤芍 10 克。

用法:每日 1~2 剂,水煎分 2~4 次温服。

主治:急性咽炎咽喉疼痛,恶寒发热明显。

处 方 7

处方:炒栀子、牡丹皮各 4.5 克,射干、郁金各 9 克。

用法:每日 1 剂,水煎分早晚边漱口边咽。

主治:急性咽炎咽喉疼痛,吞咽时加重,痰黏难咳。

处 方 8

处方:金银花 9 克,甘草 3 克,荸荠 14 克。

用法:每日 1 剂,水煎分早晚温服。

主治:急性咽炎咽部干痛,吞咽不利,咽部有痰黏着感,痰黏难咳。

处 方 9

处方:荆芥、防风各 6 克,牛蒡子 9 克,薄荷 4.5 克。

用法:每日 1 剂,水煎分早晚温服。

主治:急性咽炎咽部疼痛,吞咽不利,咳痰稀白。

处 方 10

处方:金银花 30 克。

用法:每日 1 剂,水煎分早晚温服。

主治:急性咽炎咽喉干痛,吞咽时加重,咳痰黄稠。

处 方 11

处方:金银花 20 克,乌梅 15 克,麦冬、甘草各 10 克。

用法:每日 1 剂,水煎分早晚温服。

主治:急性咽炎。

处 方 12

处方:玄参、麦冬、桔梗各 9 克,甘草 3 克。

用法:每日 1 剂,水煎分早晚温服。

主治:急性咽炎。

处 方 13

处方:柿霜适量。

用法:每次 6 克,每日 2～3 次,温水化服。

主治:急性咽炎咽部疼痛,吞咽加重,咳痰黏稠。

处 方 14

处方:蒲公英 30 克(鲜品加倍)。

用法:每日 1 剂,水煎分早晚温服,同时配合淡盐水漱口(每日 3～4 次)。

主治:急性咽炎咽肿如塞,恶寒发热较轻。

12. 治疗慢性咽炎常用的单方有哪些

处 方 1

处方:牛蒡子 90 克,甘草 60 克,薄荷 4.5 克。

用法:将上药分别晒干,共为细末,每次 15 克,每日 2 次,水煎温服;亦可炼蜜为丸,每次 6 克,每日 3 次,温开水送服。

主治:慢性咽炎,症见咽干,咽痛,咽部异物感。

处 方 2

处方:薄荷适量。

用法:将薄荷研为细末,炼蜜为丸,每次 3 克,每日 2～3 次,含化。亦可每次取薄荷适量,煎取汁液,待药液冷后作含漱用,每日数次。

主治:慢性咽炎,症见咽部干燥疼痛,吞咽不利。

处 方 3

处方:麦冬 30 克,半夏、玄参各 15 克,桔梗、甘草各 10 克。

用法:每日 1 剂,水煎分早晚温服。

主治:慢性咽炎,症见咽喉如物梗阻,咳痰不爽,咳之不出,咽之不下。

处 方 4

处方:半夏、茯苓各 12 克,厚朴、生姜各 9 克,紫苏叶 6 克。

用法:每日 1 剂,水煎取汁,不拘时呷少量含咽,使药力持久作用于咽部,7 日为 1 个疗程,一般治疗 1～3 个疗程。

主治:痰气郁结型慢性咽炎。

处 方 5

处方:麦冬 9 克,桔梗、射干各 6 克。

用法:每日 1 剂,水煎分早晚温服。

主治:慢性咽炎,症见咽干疼痛,咽部异物感,有痰黏着感,咽干不欲饮,痰涎稀白。

处 方 6

处方:草河车、玄参各 9 克,桔梗、牛蒡子各 6 克,甘草 5 克,薄荷 3 克。

用法:每日 1 剂,水煎分早晚温服。

主治:慢性咽炎及慢性咽炎急性发作,症见咽部疼痛,吞咽不利,有痰黏着感,痰黏难咳。

处 方 7

处方:紫花地丁、栀子、闹阳花各25克,胡连15克。

用法:将上药分别晒干,共为粗末,每次5克,每日2次,水煎温服。

主治:慢性咽炎,症见咽部疼痛,吞咽不利。

处 方 8

处方:薄荷叶7.5克,大青叶、野菊花各30克。

用法:每日1剂,水煎分2~3次温服。

主治:慢性咽炎,症见咽干,咽部异物感。

处 方 9

处方:桔梗、酸浆草各9克,麦冬12克,甘草6克。

用法:每日1剂,水煎分早晚温服。

主治:慢性咽炎,症见咽干欲饮,咽部异物感。

处 方 10

处方:玄参15克,桔梗10克,甘草5克。

用法:每日1剂,水煎分早晚温服,连服1周。

主治:慢性咽炎,症见咽部干痛,吞咽不利,干咳痰少而黏。

处 方 11

处方:青果3枚(切开),白萝卜50克。

用法:每日1~2剂,水煎服。

主治:慢性咽炎,症见咽干微痛,咽部异物感,痰涎稀白。

处 方 12

处方:玄参、射干各 15 克,桔梗、甘草各 5 克。

用法:每日 1 剂,水煎分早晚温服。

主治:慢性咽炎辨证属阴液不足、虚火上炎者,症见咽喉干燥,声音嘶哑等。

处 方 13

处方:桔梗 10 克,甘草克。

用法:每日 1 剂,水煎分早晚温服。

主治:慢性咽炎。

处 方 14

处方:玄参、麦冬、野菊各 9 克,胖大海、生甘草各 6 克。

用法:每日 1 剂,水煎取汁,频频饮用。

主治:慢性咽炎,症见咽干口燥,黏膜暗红,咽后壁淋巴滤泡增生。

13. 治疗急性咽炎常用的内服验方有哪些

(1)桑青汤

药物组成:桑叶、荆芥、桔梗各 6 克,菊花、金银花、连翘、大青叶、山豆根各 10 克,马勃、蝉蜕各 3 克。

应用方法:每日 1 剂,水煎分 3 次服。

功能主治:清热解表,解毒利咽,消肿止痛。主治风热外侵型急性咽炎,症见痛较剧烈,吞咽困难,发热,头痛,咳痰黄稠。

(2)清化汤

药物组成:浙贝母、僵蚕、瓜蒌皮、山豆根、挂金灯各10克,桔梗、天竺黄各6克,黄芩、射干、鱼腥草各3克。

应用方法:每日1剂,水煎分3次服。

功能主治:清热解毒,宣肺化痰,利咽止痛。主治肺中痰热型急性咽炎,症见咽痛较剧烈,吞咽困难,痰多而黄,不易咳出。

(3)杏仁苡仁汤

药物组成:杏仁、薏苡仁、牛蒡子、知母、海蛤粉(同煎)、瓜蒌皮、天花粉各9克,射干、川贝母粉(吞服)各4.5克,白桔梗4克,生甘草2.5克。

应用方法:每日1剂,水煎分早晚服。

功能主治:清热解毒,宣肺化痰,利咽止痛。主治肺中痰热型急性咽炎,症见咽痛较剧烈,吞咽困难,痰多而黄,不易咳出。

(4)祛风清咽汤

药物组成:桑叶、菊花、芦根、甘草、阿胶(烊化)各10克,生石膏20克,麦冬30克,玄参、太子参、牛蒡子各15克。

应用方法:每日1剂,水煎分早晚服。

功能主治:祛风清热,滋阴润燥。主治急性咽炎,症见咽干咽痛,口渴多饮,咽部充血,舌红苔少。

(5)玄参治咽汤

药物组成:玄参12克,生地黄18克,沙参、玉竹各10

克,四叶参 30 克。咽痒甚者,加蝉蜕;咽痛甚者,加射干、青果;声音嘶哑者,加木蝴蝶、诃子;咳嗽者,加川贝母、百部、桔梗、甘草。

应用方法:每日 1 剂,水煎分 2～3 次服。

功能主治:养阴润肺,清热利咽。主治阴虚火旺型急性咽炎,症见咽干痒痛,声音嘶哑等。

(6)玄参解毒汤

药物组成:玄参、生地黄、黄芩、桔梗、甘草各 12 克,葛根 15 克,淡竹叶、灯心草、栀子各 9 克。

应用方法:每日 1 剂,水煎分 2～3 次服。

功能主治:养阴生津,清热利咽。主肺胃有热、阴津受灼型急性咽炎,症见咽干口渴,小便黄赤,大便秘结。

(7)银翘增液汤

药物组成:金银花、连翘各 15 克,桔梗、芦根、牛蒡子、生地黄、玄参、麦冬、山豆根、射干各 12 克,竹叶、薄荷、甘草各 10 克。

应用方法:每日 1 剂,水煎分早晚服,3 日为 1 个疗程。

功能主治:清热解毒,养阴润肺,利咽止痛。主治急性咽炎。

(8)清解治咽汤

药物组成:生地黄、玄参、黄芩、桔梗各 12 克,板蓝根、麦冬各 20 克,牛蒡子、金银花各 15 克,甘草 4 克。

应用方法:每日 1 剂,水煎分 2～3 次服。

功能主治:清热养阴,解毒利咽。主治急性咽炎。

(9)解毒利咽方

药物组成:金银花、玄参、麦冬各 20 克,黄芩、射干、胖大海各 15 克,大青叶、七叶一枝花、车前子各 12 克,桔梗、生地黄、川贝母、胆南星、山豆根、板蓝根、牛蒡子各 10 克,蝉蜕 30 克。

应用方法:每日 1 剂,水煎分早晚服,10 日为 1 个疗程。

功能主治:清热解毒,养阴生津,利咽止痛。主治急性咽炎。

(10)二根玄麦甘桔汤

药物组成:山豆根、麦冬、桔梗、甘草各 10 克,板蓝根 30 克,玄参 12 克。咽部红肿痛较甚,属急性期者,加鱼腥草 30 克,金银花 15 克,牡丹皮 6 克,以加强清热解毒、凉血消肿之力;咳嗽甚者,加川贝母 10 克,以润肺化痰止咳;服药期间出现呕吐、心悸、手足麻木者,可减少山豆根用量或停用。

应用方法:每日 1 剂,水煎分 2～3 次服。

功能主治:清热利咽,滋阴降火。主治急性咽喉炎。

14. 治疗慢性咽炎常用的内服验方有哪些

(1)养金汤

药物组成:沙参、麦冬、天花粉各 10 克,石斛、百合各 12 克,阿胶(烊化)9 克,柿霜 6 克,蜂蜜(冲服)15 毫升。热甚者,加地骨皮、牡丹皮、龙利叶;阴虚甚者,加生地黄、玄参;声音嘶哑者,加木蝴蝶、诃子;痰难咳出者,加川贝母、桔梗。

应用方法:每日 1 剂,水煎分 2～3 次服。

功能主治：益肺生津。主治慢性咽炎，症见咽干燥，饮不能解，灼热疼痛，多言愈甚，声嘶，黏痰难咳。

（2）清咽汤

药物组成：麦冬 30 克，生石膏（先煎）20 克，玄参、太子参、牛蒡子各 15 克，桑叶、甘草、阿胶（烊化）各 10 克，薄荷（后下）6 克。痰热者，加黄芩、制半夏各 15 克；咽干发痒者，加蝉蜕 10 克，生地黄 15 克；咳嗽者，加紫菀、百部各 15 克；声音嘶哑者，加木蝴蝶、诃子各 10 克

应用方法：每日 1 剂，水煎分 2～3 次服。

功能主治：清热祛风，滋阴养血。主治肺胃阴虚、虚火上炎型慢性咽炎，症见咽干咽痛，渴不多饮，咽部充血，舌红苔少。

（3）乌倍汤

药物组成：乌梅 30 克，五倍子、诃子、射干、蝉蜕各 10 克，金果榄、玄参、麦冬各 12 克，旋覆花（布包煎）20 克，甘草 6 克。

应用方法：每日 1 剂，水煎分 2～3 次服。

功能主治：清热养阴，润喉利咽。主治慢性咽炎，症见咽喉疼痛，声音嘶哑。

（4）慢咽汤

药物组成：熟地黄 20 克，桔梗、七叶一枝花、茯苓各 15 克，当归、牛蒡子、陈皮、甘草各 10 克，法半夏、皂角刺各 12 克。

应用方法：每日 1 剂，水煎分 2～3 次服。

功能主治：养阴利咽，清热化痰。主治肺肾阴虚、痰热上扰型慢性咽炎，症见咽痛日久，时轻时重，咳痰黏而略黄，咽黏膜充血，舌苔黄腻等。

(5)射萼汤

药物组成：射干、桔梗、泽兰、麦冬各10克，绿萼梅8克，川贝母9克，薄荷（后下）、甘草各6克，昆布、百合、丹参各15克。

应用方法：每日1剂，水煎分2～3次服，7日为1个疗程。

功能主治：滋阴润喉，化痰散结。主治阴虚痰结型慢性咽炎。

(6)滋阴利咽汤

药物组成：玄参、麦冬、白僵蚕各15克，牡丹皮、赤芍各12克，桔梗、射干、薄荷（后下）各10克，黄芩、甘草各6克。偏痰热者，加瓜蒌15克，法半夏12克，黄芩用至15克；偏气虚者，加党参15克，黄芪30克；病久声嘶者，加诃子10克，蝉蜕6克。

应用方法：每日1剂，水煎分2～3次服。

功能主治：滋阴清热，利咽止痛。主治慢性咽炎。

(7)玄麦利咽汤

药物组成：玄参、麦冬各15克，玉竹、牡丹皮、荆芥、防风、桔梗、白僵蚕、天花粉、薄荷（后下）、黄芩、连翘、怀牛膝各10克，甘草6克。咽干甚者，加石斛、生地黄；发痒明显者，加蝉蜕；灼热、疼痛明显者，加金银花、牛蒡子；咳嗽剧烈者,加前胡、紫菀;伴咽部黏膜轻度充血、色暗、少许淋巴滤泡增生者,加党参、黄芪;兼有瘀血、反复发作、咽部异物感明显、咽部黏膜充血呈暗红色、淋巴滤泡增生明显者,加丹参、七叶一枝花。

应用方法:每日 1 剂,水煎 3 次,共取汁 600 毫升,当茶频频饮服,缓缓下咽。

功能主治:养阴润肺,解毒利咽。主治慢性咽炎。

(8)利咽化痰汤

药物组成:半夏、茯苓、天花粉、玄参各 12 克,枇杷叶(包煎)15 克,紫苏梗、厚朴、蝉蜕、白僵蚕、桔梗各 9 克,黄芩、干姜各 6 克,黄连 3 克,甘草 4 克。

应用方法:每日 1 剂,水煎分 2～3 次服,15 日为 1 个疗程,共治疗 2 个疗程。

功能主治:养阴益气,化痰清热。主治慢性咽炎。

(9)银翘增液汤

药物组成:玄参、麦冬、生地黄、金银花、连翘、牛蒡子、射干、山豆根、鱼腥草各 10 克。咽痒干咳为主者,加枇杷叶、杏仁、紫菀;咽干、灼痛为主者,加木蝴蝶、天花粉;咳嗽黄痰多者,加款冬花、黄芩、桔梗、浙贝母、瓜蒌皮;失眠者,加伏神、远志。

应用方法:每日 1 剂,水煎分 2～3 次服,10 日为 1 个疗程。

功能主治:滋阴润肺,清热利咽。主治慢性咽炎。

(10)清咽增液汤

药物组成:金银花、黄芩、桔梗、山豆根、甘草各 10 克,玄参、麦冬、生地黄各 15 克。痰气互结者,加半夏、厚朴各 10 克;肝郁气滞者,加柴胡、枳壳各 10 克;脾气虚弱者,加白术、党参各 10 克。

应用方法:每日 1 剂,水煎分 2～3 次服。

功能主治:滋阴清热,利咽增液。主治慢性咽炎。

(11)银芩利咽汤

药物组成:金银花 20 克,郁金、黄芩、射干、当归、川芎、桔梗、厚朴、陈皮各 15 克,制半夏 10 克,甘草 6 克。咽喉红肿疼痛者,加牛蒡、连翘,以清热解毒止痛;失眠者,加茯神、远志,以安神定志;进食发噎而夹瘀者,加丹参、桃仁,以活血化瘀;咽部有息肉者,加夏枯草、山慈姑、海藻、昆布,以软坚散结。

应用方法:每日 1 剂,水煎分 2～3 次服,20 日为 1 个疗程。

功能主治:疏肝解郁,清热化痰,利咽散结。主治肝郁痰热型慢性咽炎。

(12)夏朴逍遥散

药物组成:制半夏、厚朴、紫苏梗、柴胡、当归各 10 克,白术、白芍、茯苓、射干、桔梗各 15 克,薄荷(后下)9 克,甘草 5 克。气郁者,加香附;咽痛咽干者,加玄参、黄芩;心烦易怒者,加栀子、牡丹皮;睡眠不安者,加首乌藤、珍珠母(先煎);有痰者,加浙贝母、马兜铃;气虚者,加党参、黄芪。

应用方法：每日 1 剂,水煎分 2～3 次服,2 周为 1 个疗程,治疗 1～2 个疗程。

功能主治：疏肝解郁,理气化痰,散结利咽。主治痰气郁结型慢性咽炎。

(13)泻肝利咽汤

药物组成：败酱草 30 克,威灵仙 20 克,海蛤壳(打碎并先煎)、海浮石(打碎并先煎)各 15 克,沙参、麦冬各 12 克,青黛(包煎)、牛蒡子、蝉蜕、桔梗、桃仁各 10 克,生大黄(后下)、生甘草各 6 克。有干咳者,加百合 30 克,炙枇杷叶 10 克;有白色黏痰者,加白芥子、紫苏子各 10 克;有黄色黏痰者,加鱼腥草 15 克,川贝母 10 克。

应用方法：每日 1 剂,水煎分 2～3 次服。

功能主治：泻肝火,养肺阴,化顽痰,祛瘀血,利咽喉。主治肝火痰瘀、结于咽喉型慢性咽炎。

(14)朱氏清咽汤

药物组成：党参、白术、茯苓、桔梗各 12 克,玄参 15 克,薄荷(后下)、诃子、金银花、木蝴蝶、白僵蚕各 6 克,甘草 3 克。口咽干燥,不喜多饮者,加麦冬、沙参各 10 克;欲饮喜温者,加生地黄、牡丹皮各 10 克;咽痛剧烈者,加牛蒡子 10 克;咳吐白痰者,加紫苏子 10 克,半夏 9 克;咽痒明显者,加蝉蜕 6 克;异物感明显者,加半夏、厚朴各 6 克;易感冒、乏力者,加黄芪 15 克。

应用方法：每日 1 剂,水煎分 2～3 次服,10 日为 1 个疗程。

功能主治:化脾化湿,宣肺祛痰。主治气虚痰湿型慢性咽炎。

(15)利咽宣肺汤

药物组成:桑叶、薄荷、牛蒡子、杏仁、金银花、紫菀各10克,**板蓝根**12克,浙贝母、桔梗、甘草各6克。

应用方法:每日1剂,水煎分2~3次服。

功能主治:宣肺利咽,化痰散结。主治慢性咽炎,症见燥咳,咽痒或痛,痒则作咳,干咳无痰,或有痰甚少,咳之不爽,咽部充血或咽后壁淋巴滤泡增生。

(16)清咽解毒汤

药物组成:生地黄20克,麦冬、玄参、黄芩、金银花各15克,桔梗、木蝴蝶各10克,薄荷(后下)、甘草各6克。咽痒者,加蝉蜕10克;咳嗽重者,加川贝母、百部各10克。

应用方法:每日1剂,水煎分2~3次服。

功能主治:滋阴清热,解毒利咽。主治慢性咽炎。

(17)滋阴散结汤

药物组成:海藻、昆布、夏枯草、浙贝母、生地黄、玄参各15克,桔梗10克,甘草5克。咽干咽痛重者,加金银花、沙参各15克;咽痒干咳者,加炙枇杷叶、炙紫菀各15克;少气懒言者,加黄芪20克;年老体弱者,加女贞子、墨旱莲各15克。

应用方法:每日1剂,水煎分2~3次服,7日为1个疗程。

功能主治:化痰散结,滋阴清热。主治慢性咽炎。

（18）加味逍遥散

药物组成：柴胡、当归、半夏、厚朴、桔梗各 10 克，白术 15 克，白芍 20 克，茯苓 30 克，薄荷（后下）6 克，甘草 5 克。气郁者，加香附；咽痛咽干者，加射干、玄参、黄芩；睡眠不安者，加首乌藤、珍珠母；气虚者，合补中益气汤加减。

应用方法：每日 1 剂，水煎分 2～3 次服，2 周为 1 个疗程，治疗 1～2 个疗程。

功能主治：疏肝养血，理气化痰，开郁散结。主治肝郁痰湿型慢性咽炎。

（19）解郁利咽汤

药物组成：法半夏、石菖蒲、厚朴各 9～12 克，茯苓 10～15 克，丹参 15～30 克，玄参 15 克，枳壳、金果榄各 12 克，山豆根、桔梗各 9 克，薄荷（后下）、甘草各 6 克。咽部充血明显者，加板蓝根 20～30 克；舌边有瘀斑瘀点者，丹参用大量，再酌加牡丹皮（或赤芍）15 克；病久伤阴，舌红少苔者，半夏、厚朴用小量，再加生地黄 15～20 克，麦冬 15 克；阴虚火旺者，可兼服知柏地黄丸。

应用方法：每日 1 剂，水煎分 2～3 次服。

功能主治：行气化痰，清热利咽，活血化瘀。主治慢性咽炎，症见自觉咽干咽痛，或咽部异物感明显，胸闷经久不愈，咽部充血较明显。

（20）甘桔玄麦汤

药物组成：生甘草、桔梗、生地黄、玄参、麦冬各 15 克。咽部红肿、疼痛剧者，加金银花 15 克，连翘 10 克，青黛 6 克；

咳嗽痰黏者,加浙贝母 20 克,杏仁 15 克。

应用方法:每日 1 剂,水煎分 2～3 次服,10 日为 1 个疗程。

功能主治:清热生津,宣肺利咽。主治慢性咽炎。

(21)木蝴蝶石斛汤

药物组成:石斛 15 克,木蝴蝶、桔梗、蝉蜕、薄荷(后下)、石菖蒲、麦冬、玄参各 10 克,甘草 6 克。热甚者,加金银花、岗梅根、板蓝根;痰多者,加川贝母、法半夏。

应用方法:每日 1 剂,水煎分 2～3 次服。

功能主治:滋阴清热,开音利咽。主治慢性咽炎,症见咽喉干痛,声音嘶哑者。

(22)加味银翘马勃汤

药物组成:金银花、大青叶、板蓝根各 30 克,连翘、麦冬各 15 克,马勃、牛蒡子、射干各 10 克,玄参 20 克,天冬、女贞子各 12 克,甘草 5 克。痰气郁结者,去天冬、麦冬、女贞子,加半夏、厚朴、紫苏梗、瓜蒌仁、香附。

应用方法:每日 1 剂,水煎分 2～3 次服,10 日为 1 个疗程,连服 1～2 个疗程。

功能主治:清热解毒,清肺利咽,滋阴生津,补益肝肾。主治慢性咽炎(虚火喉痹)。

(23)李氏滋阴清咽汤

药物组成:生地黄、天花粉、牡丹皮、知母各 9 克,绿萼梅 10 克,麦冬、石斛、女贞子、墨旱莲各 12 克,蝉蜕、薄荷(后下)各 6 克,冬桑叶 4 克,粉甘草 3 克。

应用方法:每日 1 剂,水煎分 2～3 次服。

功能主治:滋阴凉血疏风。主治慢性咽炎,症见咽喉干燥起瘰、微痛,时感紧塞,声音嘶哑,夜睡易醒,醒后自觉口干乏津,舌难转动,脉虚数,舌质红赤,上布干薄白苔。

(24)加减沙参麦冬汤

药物组成:沙参、麦冬各 15 克,生地黄 12 克,薄荷(后下)、枇杷叶各 10 克,桔梗 8 克,射干、甘草各 6 克。

应用方法:每日 1 剂,水煎分 2～3 次服,连服 10 日为 1 个疗程。

功能主治:滋阴润肺,和胃理气。主治慢性咽炎。

(25)养阴逐瘀清咽汤

药物组成:麦冬、生地黄、玄参、土牛膝各 15 克,赤芍、当归、浙贝母、枳壳各 12 克,桃仁、红花、柴胡、桔梗各 10 克,甘草 6 克。兼痰湿者,加半夏、白术各 10 克,瓜蒌 15 克;兼火热者,加知母 15 克,黄芩 10 克;兼风热者,加牛蒡子 10 克,板蓝根、连翘各 15 克;兼气虚者,加山药 15 克,太子参 20 克,黄芪 30 克。

应用方法:每日 1 剂,水煎分 2～3 次服。

功能主治:养阴清肺,活血通络。主治阴虚夹瘀型慢性咽炎。

(26)加味半夏厚朴汤

药物组成:半夏、厚朴、桔梗、紫苏叶各 9 克,麦冬、石斛、荆芥各 10 克,玄参 20 克,生地黄 30 克,甘草 6 克。肋痛明显者,加川楝子、延胡索各 10 克;胸闷痛者,加瓜蒌、薤白各

12 克,枳壳 10 克;腹胀纳差者,加木香 6 克,陈皮、山楂各 10克;恶心、咳吐痰涎者,加代赭石(先煎)30 克,砂仁(后下)10克;少气懒言者,加黄芪 30 克。

应用方法:每日 1 剂,水煎分 2～3 次服。

功能主治:行气散结,化痰利咽,养阴降火。主治痰气郁结、阴虚火旺型慢性咽炎。

(27)玄参川贝母平肺散

药物组成:川贝母、杏仁、知母各 10 克,百合 24 克,天冬、麦冬、玄参各 12 克,生石膏(先煎)18 克,太子参、薄荷各6 克,甘草 3 克,牛黄(冲服)0.6 克。咽干口燥重者,加天花粉、生地黄;心烦不寐者,加栀子、黄连、朱砂(冲服)。

应用方法:每日 1 剂,水煎分 2～3 次服。

功能主治:滋阴降火,化痰利咽。主治慢性咽炎,症见咽喉干燥,如有物梗阻,咽之不下,咳之不出,粘于咽壁,午后加重,舌质红,苔微黄腻,脉弦数。

(28)滋阴利咽散结汤

药物组成:玄参、桑白皮各 12 克,麦冬、浙贝母、丹参各10 克,沙参、金银花各 15 克,桔梗、蝉蜕、诃子、生甘草、杏仁、陈皮各 6 克,生黄芪 20 克。咳甚痰多者,加瓜蒌皮 12克,马勃 6 克;咽痒者,加炙枇杷叶 12 克;咽痛明显者,加黄芩 10 克,牛蒡子 15 克。

应用方法:每日 1 剂,水煎分 2～3 次服。

功能主治:滋阴生津降火,益气活血散结。主治慢性咽炎。

（29）赵氏慢性咽炎汤

药物组成：山豆根、石斛、金果榄、牡丹皮、苍耳子各 6 克，麦冬、生地黄各 10 克，桔梗、炒栀子、生甘草各 3 克，射干 5 克。

应用方法：每日 1 剂，水煎分 2～3 次服。

功能主治：养阴清肺利咽。主治慢性咽炎，症见咽部异物感，但痒作咳，无痰，声音嘶哑，舌质微红，脉沉而有力。

（30）自拟玄麦利咽汤

药物组成：生地黄 30 克，玄参、麦冬、金银花、连翘各 15 克，薄荷（后下）、甘草各 6 克。咽部灼热、疼痛明显者，加板蓝根、牛蒡子；咽痒甚者，加蝉蜕；咽干明显者，加石斛；咳嗽者，加前胡、紫菀；易感冒者，加党参、黄芪。

应用方法：每日 1 剂，水煎分 2～3 次服，10～15 日为 1 个疗程。

功能主治：养阴降火，清热解毒。主治慢性咽炎。

（31）加味玄麦甘桔汤

药物组成：沙参、麦冬、生地黄、玄参、射干各 15 克，制半夏、桔梗各 12 克，杏仁、白芥子各 12 克，甘草 6 克。口干咽燥者，生地黄改为 20～30 克，加白芍 15～20 克；咽后壁黏膜呈肉芽组织样颜色者，加白芍 15 克，牡丹皮 12 克；咽后壁黏膜呈淋巴滤泡增生者，加炮穿山甲 10 克。

应用方法：每日 1 剂，水煎分 2～3 次服，10 日为 1 个疗程，一般治疗 1～2 个疗程。

功能主治：滋阴利咽，化痰散结。主治慢性增生性咽炎。

（32）健脾化痰养阴汤

药物组成：玄参、麦冬、桔梗各 10 克，陈皮、白术、半夏、茯苓、枳实、赤芍、白僵蚕、沙参各 15～30 克。咽痒明显者，加蝉蜕、全蝎；异物感明显者，加厚朴、郁金、紫苏；吞咽疼痛者，加黄芩、金银花；舌苔厚腻者，加泽泻、苍术、薏苡仁、升麻、白豆蔻。

应用方法：每日 1 剂，水煎分 2～3 次服，10 日为 1 个疗程。

功能主治：健脾利湿，化痰养阴。主治火夹痰瘀型慢性咽炎，症见长期咽干，痛痒不适，咽部异物感，干燥少痰，干而不渴，舌苔厚腻，脉弦滑。

（33）增液理气活血汤

药物组成：麦冬、桔梗、牛蒡子、丹参、赤芍、香附各 15 克，玄参、甘草各 20 克，白僵蚕、夏枯草、海藻、川牛膝各 12 克。外感风热，咽部肿痛者，加金银花、连翘、射干；伴胸闷、嗳气者，加柴胡、枳壳；失眠多梦者，加酸枣仁、远志、首乌藤；痰多黏稠者，加浙贝母、杏仁、竹沥；咽中梗塞感重者，加山慈姑、路路通等。

应用方法：每日 1 剂，水煎分 2～3 次服，10 日为 1 个疗程，治疗 1～3 个疗程。

功能主治：理气化痰，消郁散结。主治慢性咽炎。

（34）甘麦大枣半夏厚朴汤

药物组成：浮小麦 30 克，甘草、大枣、制半夏、厚朴、紫苏叶、柴胡、郁金各 10 克，青皮、陈皮各 6 克，白茯苓 15 克。心悸气短者,加紫丹参、生黄芪、五味子;多梦者,加珍珠母、龙胆草、夏枯草;失眠者,加首乌藤、酸枣仁、远志、石菖蒲;血压偏高者,加钩藤、决明子、天麻;腰酸口干者,加杜仲、川续断、桑葚。

应用方法:每日1剂,水煎分2～3次服,7日为1个疗程,一般治疗2～3个疗程。

功能主治:养心益神,解郁化痰,清咽利气。主治更年期慢性咽炎。

（35）旋覆化赭合半夏厚朴汤

药物组成:旋覆花(包煎)、半夏、茯苓、厚朴、紫苏、乌梅炭、桔梗、生姜、浙贝母各10克,代赭石(先煎)、丹参各30克,人参、甘草各6克,大枣5枚。热甚者,去人参,加玄参、山豆根各15克;气郁者,加柴胡、香附、川芎各10克;胃热嘈杂者,加吴茱萸、黄连各6克。

应用方法:每日1剂,水煎2次,共取汁液500毫升,每次饮1口,徐徐咽下,隔1～2分钟喝1次,早晚各250毫升,6剂为1个疗程。

功能主治:疏肝理气,化痰散结。主治痰气郁结型慢性咽炎。

15. 治疗咽炎常用的中药含漱验方有哪些

中药含漱是外治法的一种,也是中医治疗咽炎的重要方法之一。中药含漱治疗时,将药物水煎成液体,先含在口中一会儿,再漱涤后吐去,或徐徐咽下,使药物直接作用于咽部,其治疗咽炎的疗效较单纯内服中药更为显著,患者也容易接受。

处 方 1

原料:桑叶、玄参、牡丹皮、牛蒡子各 12 克,麦冬 30 克,生石膏 20 克,薄荷 5 克。

用法:上药水煎 2 次,共取汁液 100 毫升,每次 20 毫升含漱,每日 5 次,10 日为 1 个疗程。

适应证:慢性咽炎。

处 方 2

原料:玄参 15 克,桔梗、麦冬、甘草各 10 克。

用法:上药水煎 2 次,共取汁液 100 毫升,每次 20 毫升含漱,每日 5 次,10 日为 1 个疗程。

适应证:慢性咽炎。

处 方 3

原料:金银花、麦冬各 10 克,胖大海 2 枚。

用法:上药水煎 2 次,共取汁液 100 毫升,每次 20 毫升含漱,每日 5 次,10 日为 1 个疗程。

适应证:慢性咽炎。

处 方 4

原料:荆芥、防风、金银花、薄荷、甘草各 3 克。

用法:将上药水煎取汁,待药液温度适宜时含漱,每日 4～6 次。

适应证:急性咽炎。

处 方 5

原料:胖大海2个。

用法:将胖大海洗净,放入茶杯中,加沸水冲泡,加盖闷15分钟,待药液温度适宜时频频含漱,每日数次。

适应证:急性咽炎。

处 方 6

原料:金果榄10克。

用法:将金果榄洗净,放入砂锅中,加入清水200毫升,煎取汁液100毫升,每次20毫升含漱,每日5次。

适应证:急性咽炎。

处 方 7

原料:大青叶、玄参各15克,生地黄10克,薄荷3克。

用法:先煎大青叶、玄参、生地黄,后下薄荷水煎取汁,每次含漱1口,含口中2分钟后吐出,每日含漱数次。

适应证:急性咽炎、慢性咽炎咽部干痒、疼痛不适。

处 方 8

原料:青果7～8个,白矾(米粒大)3～4粒,冰硼散0.2克。

用法:将青果水煎去渣取汁,调入白矾、冰硼散,每次含漱一口,每日数次。

适应证:急性咽炎、慢性咽炎咽部疼痛不适。

处 方 9

原料:鲜鱼腥草60克,白糖适量。

139

用法:将鲜鱼腥草洗净,捣烂如泥,用米泔水 250 毫升煮沸冲调,加入白糖备用。每次 20 毫升含漱,每日 5～6 次。

适应证:急性咽炎。

处 方 10

原料:木蝴蝶、玄参、麦冬各 10 克,薄荷 3 克,蜂蜜 20 毫升。

用法:将木蝴蝶、玄参、麦冬、薄荷水煎去渣取汁,调入蜂蜜,再煮沸即可。用时每次取适量,频频含漱。

适应证:慢性咽炎。

16. 治疗咽炎常用的局部外用验方有哪些

(1)牛硼散

药物组成:牛黄、珍珠各 1 克,硼砂 180 克,玄明粉 25 克,冰片 30 克,薄荷冰、朱砂、熊胆各 10 克,琥珀 7 克,麝香 4.5 克。

应用方法:上药共研为细末,制成散剂,每次 0.5 克,每日 3 次,吹入咽喉部。

功能主治:清热解毒,化痰开郁。主治急性咽炎、慢性咽炎所致的咽部红肿疼痛,吞咽困难,自觉咽部如炙脔。

(2)青硼散

药物组成:青黛、硼砂各 15 克,食盐(微炒)3 克。

应用方法:上药共研为细末,制成散剂,用时取适量吹入咽喉内。

功能主治：清热化痰利咽。主治咽喉肿痛，声音重浊，嘶哑，烦躁。

（3）咽喉吹散

药物组成：煅人中白、白芷、生蒲黄、生甘草各 30 克，冰片 5 克。

应用方法：上药共研为细末，装瓶备用。用时取药粉适量，均匀地喷于患处。

功能主治：清热解毒，祛瘀化痰，利咽止痛。主治急性咽炎、慢性咽炎，症见咽部干燥不甚，红肿痛痒者。

（4）食盐青黛散

药物组成：食盐 20 克，青黛 6 克，冰片 2 克。

应用方法：上药共研为细末，每次 1 克，每日 3 次，吹入咽喉。

功能主治：清凉润喉。主治喉痹，咽喉干痛。

（5）加味黛矾散

药物组成：青黛、胆矾、黄连、黄柏、玄明粉、甘草各等份，冰片适量。

应用方法：上药共研为细末，装瓶备用。用时取药粉适量，均匀地喷于患处。

功能主治：清热解毒，破结祛瘀，消炎止痛。主治急性咽炎、慢性咽炎，症见咽红色鲜灼痛者。

（6）西瓜霜梅片散

药物组成：中秋节后小西瓜 1 个，芒硝 500 克，冰片 2 克。

应用方法:西瓜挖洞,内放芒硝,将皮外出白霜时扫开,称为西瓜霜。取西瓜霜 10 克,冰片 2 克,研匀为末备用。用时每次取少许吹入喉内。

功能主治:清热利咽。主治咽喉红肿疼痛。

17. 著名中医干祖望是怎样治疗咽炎的

干祖望是南京中医药大学教授,我国近代中医耳鼻咽喉科学的泰斗。干教授对咽炎的治疗进行了深入的研究和探讨,其治疗方法独到,总结治疗咽炎有九法,验之临床,每获佳效。

(1)伐离济坎,益水抑火法:本法主治君火独盛、水不济抑所致的慢性咽炎。

主症:咽中干痛而痒,并有烧灼感,伴见心烦悸动,夜寐不宁,多梦纷纭,查舌尖红,苔薄白,脉细数,咽后壁淋巴滤泡散在增生,充血(红艳型),小血管扩张暴露。

方药:选用导赤散加味。药用生地黄、木通、淡竹叶、甘草梢等。

(2)疏肝活血,理气化痰法:本法主治六郁(临证之际独重痰、气、血所致之郁)所造成的慢性咽炎。

主症:咽喉有异物感,吞之不下,吐之不出,然不妨碍咽饮食物,两侧颈部有牵掣感,伴咽干或痛、胸胁不适,查舌苔薄白,脉弦,咽后壁及两侧前后腭弓处充血(红艳型),咽侧索多见肥大。

方药:选用越鞠丸化裁。药用苍术、香附、川芎、神曲、栀子等。

（3）宣泄受困，清肃伏邪法：本法主治外邪侵袭，疾病失治或误治，日久滞阻咽喉之证。

主症：咽干欲饮，喉痒作咳，痰少质黏，频频清嗓，易患感冒，查咽后壁淋巴滤泡增生明显，呈团块状增生而充血肿胀（晦暗型）。

方药：选用三拗汤加味。药用麻黄、杏仁、甘草等。

（4）增液润燥，濡养咽喉法：本法主治恣嗜无度，或热病后其失养，以致津液损耗，咽失濡润之证。

主症：咽干钝痛，喉痒不舒，并有异物黏着感，饮水后咽中稍舒服片刻，但不能持久，伴鼻干目涩、皮肤干燥等症。查咽后壁淋巴滤泡轻度散在性增生，充血轻微，黏膜表面干而发亮。

方药：选用增液汤加味。药用玄参、麦冬、细生地黄等。

（5）清肺泻胃，养阴生津法：本法主治肺胃蕴热，灼烁津液所致之慢性咽炎。

主症：咽喉干痛，有烧灼感，吭喀动作频繁，求饮喜凉，年久不愈，伴见头昏胀痛，偶或衄血，阵作咳嗽，痰黄而稠咛，口泛恶，尿黄便干，舌质偏红，苔薄白黄，脉滑实，咽部黏膜中至重度充血（红艳型），后壁淋巴滤泡散在性增生，小血管扩张暴露（色深红）。

方药：选用玉女煎加减。药用石膏、熟地黄、知母、麦冬、牛膝等。

（6）醒脾升清，渗化湿浊法：本法主治脾虚湿困，浊邪上犯,清窍蒙垢所致之慢性咽炎。

主症:咽痛而干,频频清嗓,虽口渴而不思饮,伴见环唇干燥,或有口腔溃疡,心悸胸闷,脘痞腹胀,症状加重于天气骤变或疲劳时,常见鼻、耳、咽、喉同时发病。查舌苔厚腻而灰,脉濡滑,咽后壁淋巴滤泡呈团块状增生,黏膜轻度充血。

方药:选用益气聪明汤加减。药用蔓荆子、黄芪、党参、黄柏、白芍、升麻、葛根、炙甘草等。

(7)培土生金,益脾润肺法:本法主治中土衰弱,难化精微,津不上承,咽喉失养之证。

主症:咽部奇干,多饮以求濡润之,并觉喉中有异物感,频频清嗓,然咳痰爽利,伴胸闷脘痞,气怯神疲,大便溏薄或干而不爽,舌淡而苔白腻,脉濡细,咽后壁淋巴滤泡呈团块状增生,充血(晦暗型),咽侧索肥大。

方药:选用参苓白术散加减以治本。药用人参、白术、茯苓、陈皮、怀山药、莲子肉、薏苡仁、炒扁豆、砂仁、桔梗、甘草等。

(8)滋水涵木,潜降利咽法:本法主治肾阴不足,龙雷之火上炽,熏灼咽喉之证。

主症:咽干疼痛,喉痒作咳,常欲求水以润之,伴有头晕目眩,失眠多梦,五心烦热,舌红苔白,脉细数,咽后壁淋巴滤泡散在性增生充血(红艳型),黏膜部分萎缩,斑烂污红,小血管扩张网布。

方药:选用知柏地黄汤加减。药用山茱萸、怀山药、泽泻、牡丹皮、茯苓、熟地黄、知母、黄柏等。

(9)引火归原,温敛浮阳法:本法主治肾阳本虚,继而阴霾乘袭所致之慢性咽炎。

主症:咽部干燥疼痛,有异物感,口干不喜饮,伴有面部潮戏,头晕空蒙,气短神倦,汗多身凉,四末欠温,腰酸尿频,容易感冒,舌淡苔白,脉浮大而软,咽壁黏膜淡红或干。

方药:选用右归丸加减。药用山茱萸、怀山药、枸杞子、杜仲、菟丝子、鹿角胶、当归、肉桂、制附子、熟地黄等。

18. 著名中医王德鉴是怎样治疗咽炎的

王德鉴是广州中医药大学耳鼻咽喉科教授、主任医师,全国第一批名老中医继承工作带徒指导老师。王教授在治疗咽炎方面经验丰富,临证之际他通常将其分为肺阴虚型、肾阴虚型和肾阳虚型进行辨证治疗,其疗效卓著。

(1)肺阴虚型

主症:咽喉痒痛,干燥不适,干咳少痰,心烦口渴,午后潮红颧红,手足心热,盗汗,精神疲乏,舌尖边红,无苔或薄白苔,脉细,咽壁黏膜充血,为暗紫色,咽后壁淋巴滤泡增生。

治法:养阴生津,利咽润燥。

方药:沙参 21 克,百合 18 克,麦冬、石斛、芦根、玄参、知母各 15 克,杏仁 12 克。

加减:咽部黏膜充血较明显者,加赤芍、牡丹皮各 12 克;咽喉干甚者,加天花粉 21 克;近期痒咳明显者,加前胡、紫菀各 12 克;痰涎较多者,加瓜蒌仁 12 克,枇杷叶 9 克;气短而讲话无力、神疲乏力者,加党参 18 克,茯苓 15 克;睡眠差者,加酸枣仁 15 克;胃纳差者,加麦芽 24 克,神曲 9 克;声音嘶哑者,加木蝴蝶 12 克,蝉蜕 9 克;舌质暗晦或有瘀斑者,加赤芍 12 克,红花 9 克;孕妇则去红花。

(2)肾阴虚型

主症:咽部黏膜淡红,微肿,或微痛,晨轻暮重,咽干不喜饮,燃痒不适,头晕耳鸣,腰膝酸软,失眠多梦,舌质绛,脉细数。

治法:滋阴补肾,利咽润燥。

方药:山茱萸、女贞子、牡丹皮、麦冬各 15 克,芡实 24 克,牛膝 18 克,车前子、枸杞子、杏仁各 12 克。

加减:口咽干燥者,加天花粉、天冬各 15 克;近期咳嗽者,加百部 9 克,有痰者,再加川贝母、瓜蒌仁各 9 克;体倦乏力、气短者,加党参 21 克,茯苓 15 克,黄芪 24 克;胃纳差者,加麦芽 24 克,神曲 9 克;腰膝酸软者,加杜仲、骨碎补各 15 克;失眠多梦者,加酸枣仁 15 克;头晕耳鸣者,加熟地黄、黄精各 21 克;咽壁黏膜充血甚且疼痛者,加生地黄 21 克,野菊花 15 克;脘腹胀闷者,加砂仁、白术各 9 克;兼有血虚症候者,加何首乌 24 克,枸杞子 9 克;夜尿多而清长者,加覆盆子 15 克。

(3)肾阳虚型

主症:咽壁黏膜不红不肿,但自觉常有不适或微痛,吞咽不利,晨重暮轻,面色淡白,手足冷,大便溏,舌质淡,苔白,脉沉细而弱。

治法:补肾益元,温阳利咽。

方药:补骨脂、制附子、茯苓、麦冬各 15 克,薏苡仁 24 克,熟地黄 21 克,淫羊藿、白芍、牡丹皮、杏仁各 12 克。

加减:咽痛甚者,加知母 12 克,玄参 15 克;痰多而稀薄者,加法半夏 15 克,橘红 9 克;夜尿多或清长者,加覆盆子 15 克;大便溏者,加白术 12 克,党参 15 克;手足厥冷者,加何首乌 24 克,当归 12 克;气短而话语不能持久者,加黄芪 30 克,党参 15 克;腰膝酸软者,加杜仲、狗脊各 15 克;声带闭合不全而声嘶者,加北黄芪 30 克,蝉蜕 9 克;睡眠不佳者,加五味子 12 克,合欢皮 15 克;口淡而不欲饮者,加干姜 9 克;纳差食少者,加党参 15 克,麦芽 24 克;便秘不畅者,加黄芪 30 克,肉苁蓉 15 克。

19. 著名中医徐荷章是怎样治疗咽炎的

徐荷章是浙江湖州"西阳喉科"著名中医,他诊治咽喉科疾病有丰富的经验,临证按咽喉特殊的生理功能和病变部位,注重望诊,详察病机,内治用药以轻灵见长,外治以吹药为主,颇有特色。徐荷章治疗咽炎,将其分为虚实分治,特别重视传统中医喉科咽部吹药的临床应用,其疗效较佳。

徐荷章认为,慢性咽炎有虚实之分,临证常用药有南沙参、北沙参、玄参、麦冬、生地黄、石斛、西洋参、生白芍、牡丹皮、旋覆花、浙贝母、川贝母、天花粉、僵蚕、蝉蜕、五味子等药。在慢性咽炎虚证患者,如为素体阴虚者,症见咽喉微痛干痒,有异物感,干咳少痰,口舌干燥,咽壁黏膜微暗红,咽后壁及上软腭小血管扩张等肺阴虚的见症,治宜养阴清肺,润燥利咽,可用养阴清肺汤(玄参、白芍、麦冬、生地黄、薄荷、川贝母、牡丹皮、生甘草)加减;如有咽壁肌膜色红且暗,咽腔宽阔,黏膜变薄等肾阴虚的见症,治宜滋肾降火,养阴利咽,可用养阴利咽汤治之,药用西洋参、五味子、川贝母各3克,石斛、麦冬、南沙参、北沙参各12克,玄参、玉竹、白芍、知母各9克,生地黄15克。以上见症患者,喉科吹药均用玉液丹。药物组成为西瓜霜30克,川贝母粉、藏青果末各3克,西月石18克,淡秋石12克,甘草末6克,青黛15克,冰片少许。共为细末,每次用少许吹喉。

如以痰凝气滞为主,当以化痰理气,降逆利咽法治之,可用半夏厚朴汤加减;如以气滞血瘀为主,宜行气化瘀,养阴利咽法治之,药用牡丹皮、赤芍、白芍、生地黄、旋覆花、玄参、丹参、绿萼梅等。烟酒粉尘刺激咽部,常有咽干痒异物感,有毛刺样,喜清嗓,治宜清咽利喉,药用炒僵蚕、蝉蜕、旋覆花、栀子、黄芩、防风、薄荷、西青果、麦冬、桔梗、牡丹皮、生甘草等。以上见症患者,咽喉吹药均可用绛雪丹、银匙丹。

20. 著名中医耿鉴庭是怎样治疗慢性咽炎的

耿鉴庭是中国中医科学院研究员,我国著名中医耳鼻咽喉科专家,他临床经验丰富,在慢性咽炎的诊疗上颇多心得。耿鉴庭治疗慢性咽炎,特别注重清热化痰之法的应用,精心配制有咽病内服药之清咽汤、润嗌汤和爽咽汤三方,其临床疗效卓著。

（1）清咽汤

药物组成：金莲花9克，藏青果、玄参、浙贝母、天花粉各10克，金银花叶12克，桔梗6克，甘草4克。

主症：内有虚火，气痰不化，凝结咽喉之证。症见咽部不适而发干，微痛，刺痒，或有异物感，痰稠厚，常吭喀难出。检查见咽关部分红紫或微肿，可见红丝盘绕，或有少量黏液附着，咽壁淋巴滤泡增生，舌质暗红，苔黄，脉滑或弦。

用法：每日1剂，水煎服；或制成蜜丸含服。

加减：咳嗽者，加枇杷叶、马兜铃；便秘者，加全瓜蒌、莱菔子；小便黄者，加赤茯苓、通草；咽壁淋巴滤泡增生多者，加酸浆草（锦灯笼）或菰米（茭白子）。

（2）润嗌汤

药物组成：玄参、麦冬、生地黄、石斛、南沙参各10克，玉竹6克，金莲花9克，甘草4克。

主症：症状与清咽汤基本相同，但以咽干、口干表现尤为突出，干甚则常见痛感。望诊见咽部黏膜红紫，部分且呈干燥少津状态。

用法：每日1剂，水煎服；或制成蜜丸含服。

加减：肺燥咳嗽者，加天冬；口干过甚者，加蜡梅花。若服此方过程中影响消化功能，可加陈皮、荠菜花以调理之。

（3）爽咽汤

药物组成：陈萝卜缨、橄榄各12克，射干、枳壳、金莲花各9克，郁金、枇杷叶各10克，木蝴蝶6克。

主症：气痰不化，上阻咽喉所致之咽关部分红肿，有堵塞感。

用法:每日1剂,水煎取汁,稍凉,徐徐服下。

21. 著名中医蔡福养是怎样辨证治疗慢性咽炎的

蔡福养是河南中医学院耳鼻咽喉科教授、主任医师、全国第二批名老中医继承工作带徒指导老师。蔡福养在慢性咽炎的治疗方面积累有丰富的经验,他认为慢性咽炎当属中医慢喉痹之范畴,其发病多是由于风热乳蛾、风热喉痹治疗不及时,留邪伤阴或虚火上炎,熏灼咽喉所致,亦可因气血郁阻、血瘀咽喉而成。根据慢性咽炎病因的不同,治疗应当以益阴、扶阳、化痰、活血、利咽为原则。他将慢性咽炎分为肺肾阴虚、肝经郁热、气血瘀阻和痰湿互结四种证型进行辨证治疗,疗效显著。

(1)肺肾阴虚型

主症:咽喉干燥,微痛刺痒,干咳少痰,甚或痰中带血,易干呕,咽中如有物堵塞,常有吭、喀清嗓之声,夜间尤甚。咽腔微红肿胀,咽底有少量颗粒突起,咽肌膜干燥少津,甚至萎缩,血络扩张,伴有手足心热,腰膝酸软,心烦失眠,耳鸣眩晕,唇红颧赤,午后潮热,盗汗,舌质干红,苔薄,脉细数。

治则:滋补肺肾,降火利咽。

方药:百合固金汤加减。百合、生地黄、熟地黄、沙参、玄参、麦冬各15克,当归、川贝母、桔梗各12克,甘草6克。

用法:每日1剂,水煎服。

（2）肝经郁热型

主症：咽部胀闷不适，异物感明显，情志不畅时症状加重，咽部红或暗红，咽底或见细小潮红颗粒突起，伴性情急躁易怒，胸胁胀闷不舒，嗳气频频，口苦咽干，舌边尖红，苔黄，脉细弦数。

治则：疏肝解郁，理气利咽。

方药：丹栀逍遥散加减。牡丹皮、栀子、白芍、郁金、当归各 15 克，柴胡、紫苏梗、茯苓、桔梗各 12 克，佛手 9 克，甘草 6 克。

用法：每日 1 剂，水煎服。

（3）气血瘀阻型

主症：咽部干痒刺痛，或有灼热感，昼轻夜重，缠绵难愈，咽腔暗红增厚，颗粒突起或融合连成片，或咽肌膜萎缩、干燥，伴有胸胁闷胀刺痛，妇女则经血有块，舌质紫暗或有瘀点瘀斑，脉细涩。

治则：活血化瘀，行气利咽。

方药：活血利咽汤加减。当归、生地黄、赤芍、山豆根、浙贝母各 15 克，桃仁、红花、郁金、枳壳、桔梗各 12 克，甘草 6 克。

用法：每日 1 剂，水煎服。

（4）痰湿互结型

主症：咽部有明显异物感，如痰堵塞，空咽时加重，咽腔淡红或白，肿胀肥厚，咽底颗粒增生或串如帘珠状，色淡呈半透明状，上附白色黏痰，咳痰白黏、量多，胸脘满闷，纳呆泛恶,身困乏力,口中黏腻,舌质红,苔白腻,脉弦或滑。

治则:祛湿化痰,散结利咽。

方药:二陈汤合四逆散、消瘰丸加减。茯苓 20 克,青皮 15 克,柴胡、桔梗各 6 克,枳壳 9 克,白术、玄参各 12 克,半夏、浙贝母、生牡蛎、僵蚕各 10 克,天南星、甘草各 3 克。

用法:每日 1 剂,水煎服。

22. 如何选择治疗咽炎的中成药

用于治疗咽炎的中成药有很多种,既有口服、含服用药,也有外用药,它们各有不同的使用范围,临床上如何选择使用,直接关系到治疗效果。在选用中成药前,首先要仔细阅读说明书,了解其功效、主治和用法,根据具体情况,有的放矢的使用。

(1)医生指导:虽然相对西药而言,中成药的毒性及不良反应要低得多,但是由于中成药有其各自的功效、适应证,若药不对症,不仅无治疗作用,反而会加重病情,甚至引发不良反应,因此咽炎患者在选用中成药时,一定要请教医生,在医生的指导下选用。

(2)阅读标签:大凡中成药,在其外包装上都有标签,有的还有说明书,不论是标签还是说明书,其上面都能提供该药的功效、适应证、用法用量、注意事项等,仔细阅读中成药上面的标签和说明书,对正确选用中成药大有好处。

(3)辨病选药:即根据咽炎的诊断选药,这些药物一般无明显的寒热偏性,只要诊断为咽炎就可应用,如清咽滴丸、咽炎含片等。

（4）辨证选药：即根据咽炎患者发病机制和临床表现的不同，通过辨证分型，确立相应的治则，之后根据治疗原则选取中成药。绝大多数中成药是针对不同证型而设的，只有用于适宜的证型才能发挥最好的疗效。如同样是急性咽炎，辨证属风热侵袭者可选用利咽解毒颗粒、冰梅上清丸，而不宜用五味麝香丸、牛黄解毒片。再如，同样是慢性咽炎，辨证属肺肾阴虚者可选用利咽灵片、健民咽喉片，而选用具有活血化瘀散结作用的金嗓散结丸则疗效欠佳。要做到辨证选药，既要了解药性，也要清楚中成药的药物组成、功能主治，还要掌握辨证论治的方法。

（5）综合选药：即综合考虑咽炎患者的病、证、症来选择适宜的中成药。有时患者可表现为多种证型的复杂情况，且症状也较突出，故要选用两种或几种药物进行治疗。随着治疗的进展，证、症均会发生改变，治疗选药也要做相应的调整。

23. 如何保管治疗咽炎的中成药

咽炎虽算不上什么大恙，一般不需要住院，通常是在家中进行治疗的，且使用中成药者居多，保管好中成药关系到用药的安全有效，所以也应给予重视。

（1）适量储备中成药：咽炎患者家中多自备有药物，其中以中成药居多，需要注意的是家庭自备中成药不宜太多，太多不仅浪费金钱和药物，还容易变质失效。对于咽炎患者来说,急性咽炎根据医生所开处方购买即可,慢性咽炎通常最多保存 1～2 周的用药量,若需要继续服用可用完再购买。

(2)妥善储存中成药:中成药应放在适当的地方,避免日光直射、高温及潮湿,以干燥、通风、阴凉处为宜,并防备小儿误拿、误服。已经开启的瓶装中成药应注意按瓶签说明保管(如加盖、防潮等)。储放中成药一定要有标签,写清药名、规格,切勿仅凭记忆无标签取放。

(3)防止中成药变质:防止中成药变质是正确储存中成药的关键所在,为了防止中成药变质,瓶装中成药用多少取多少,以免污染。对瓶装液体中成药更应注意,只能倒出,不宜再往回倒,更不宜将瓶口直接往嘴里倒药。

(4)注意检查中成药:服用中成药前应检查药品,注意其有效期、失效期等,不能服用超过有效期或已失效的药物。当然,药品质量的好坏与保管有密切关系,保管不善,药品可能提前变质,所以在用前还须检查药品质量,若有发霉变质应妥善处理,不可再服。对药名、规格有疑问的药,切勿贸然使用,以免发生意外。

24. 治疗咽炎常用的口服中成药有哪些

(1)清音丸

药物组成:桔梗、寒水石、薄荷、诃子、硼砂、冰片、青黛、甘草。

功能主治:清热利咽。用于声哑失音、咽喉肿痛等。

用法用量：每次 1 丸，每日 2 次，温开水送服。

注意事项：忌食辛辣食物，避免烟酒刺激，孕妇忌服，风寒喉痹忌用。

（2）金果饮

药物组成：生地黄、玄参、西青果、蝉蜕、麦冬、胖大海、南沙参、太子参、陈皮、薄荷油。

功能主治：养阴生津，清热利咽，润肺开音。用于急性咽喉炎、慢性咽喉炎（喉痹），也可用于放疗引起的咽干不适。

用法用量：每次 15 毫升，每日 3 次，口服。

注意事项：忌烟酒、辛辣及刺激性食物。

（3）咽炎片

药物组成：玄参、百部、天冬、牡丹皮、麦冬、款冬花、木蝴蝶、生地黄、板蓝根、青果、蝉蜕、薄荷油。

功能主治：养阴润肺，清热解毒，清利咽喉，镇咳止痒。用于慢性咽炎引起的咽干、咽痒、刺激性咳嗽等。

用法用量：每次 5 片，每日 3 次，温开水送服。

注意事项：忌食辛辣食物。

（4）青果丸

药物组成：青果、金银花、黄芩、北豆根、麦冬、玄参、白芍、桔梗。

功能主治：清热利咽，消肿止痛。用于咽喉肿痛，失声声哑，口舌干燥，肺燥咳嗽。

用法用量：每次 2 丸，每日 2 次，温开水送服。

注意事项：忌食辛辣食物。

（5）炎见宁片

药物组成：苦玄参、毛冬青、广防己。

功能主治：清热燥湿，消肿止痛。用于湿热瘀毒引起的上呼吸道感染、咽炎、扁桃体炎、淋巴结炎。

用法用量：每次 2～3 片，每日 3 次，温开水送服。

注意事项：脾胃虚寒者慎服。

（6）银黄胶囊

药物组成：金银花提取物、黄芩提取物。

功能主治：清热，解毒。用于急性扁桃体炎、慢性扁桃体炎、急性咽喉炎、慢性咽喉炎、上呼吸道感染。

用法用量：每次 2～4 粒，每日 4 次，温开水送服。

注意事项：忌食辛辣油腻之食物。

（7）喉疾灵片

药物组成：人工牛黄、冰片、连翘、桔梗、山豆根、广东土牛膝、猪牙皂、诃子、珍珠层粉、南板蓝根、天花粉、了哥王。

功能主治：清热解毒，散肿止痛。用于腮腺炎、扁桃体炎、急性咽炎、慢性咽炎急性发作及一般喉痛。

用法用量：每次 2～3 片，每日 2～4 次，温开水送服。

注意事项：孕妇慎用。

（8）利咽灵片

药物组成：穿山甲、土鳖虫、僵蚕、牡蛎、玄参。

功能主治：活血通络，益阴散结。用于咽喉肿干痛，有异物感、发痒灼热等，以慢性咽喉炎干燥型疗效最佳。

用法用量：每次 3～4 片，每日 3 次，温开水送服。

注意事项：湿热内盛者慎服。

（9）金嗓开音丸

药物组成：金银花、连翘、玄参、板蓝根、赤芍、黄芩、桑叶、菊花、前胡、苦杏仁、牛蒡子、泽泻、胖大海、僵蚕、蝉蜕、木蝴蝶。

功能主治：清热解毒，疏风利咽。用于风热邪毒引起的咽喉肿痛、声音嘶哑、急性咽喉炎等。

用法用量：每次 1～2 丸，每日 2 次，温开水送服。

注意事项：虚火喉痹及风寒喉痹禁用。

（10）金嗓清音丸

药物组成：玄参、生地黄、麦冬、黄芩、牡丹皮、赤芍、川贝母、泽泻、薏苡仁、石斛、薄荷、僵蚕、胖大海、蝉蜕、木蝴蝶、甘草。

功能主治：养阴清肺，化痰利咽。用于阴虚肺热所致的咽喉肿痛、慢性咽喉炎。

用法用量：每次 1～2 丸，每日 2 次，温开水送服。

注意事项：忌食辛辣油腻之食物，外感风寒所致的咽喉疼痛不宜服用。

（11）清胃黄连丸

药物组成：黄连、石膏、桔梗、知母、玄参、生地黄、牡丹皮、天花粉、连翘、栀子、黄柏、黄芩、赤芍、甘草。

功能主治：清胃泻火，解毒消肿。用于口舌生疮、牙龈肿痛、咽喉红肿。

用法用量：每次 9 克，每日 2 次，温开水送服。

注意事项:孕妇慎用,脾虚胃寒者及风寒所致之牙痛、咽喉肿痛禁用,忌食辛辣油腻之食物。

(12)牛黄清火丸

药物组成:大黄、黄芩、桔梗、山药、丁香、牛黄、冰片、雄黄、薄荷脑。

功能主治:清热,散风,解毒。用于肝胃肺蕴热引起的头晕目眩、口鼻生疮、风火牙痛、咽喉肿痛、疟腮红肿、耳鸣肿痛。

用法用量:每次2丸,每日2次,温开水送服。

注意事项:孕妇忌服。

(13)牛黄解毒片

药物组成:牛黄、雄黄、石膏、大黄、黄芩、桔梗、冰片、甘草。

功能主治:清热解毒。用于火热内盛、咽喉肿痛、牙龈肿痛、口舌生疮、目赤肿痛。

用法用量:每次2片,每日2～3次,温开水送服。

注意事项:孕妇禁用。

(14)西黄清醒丸

药物组成:藏青果、黄芩、金果榄、栀子、防己、槟榔、木香、薄荷冰、冰片、甘草。

功能主治:清利咽喉,解毒除烦。用于肺胃蕴热引起的口苦舌燥、咽喉肿痛、烦躁不安、气滞胸满、头晕耳鸣。

用法用量:每次2丸,每日2次,温开水送服。

注意事项:忌食辛辣厚味。

（15）清火栀麦片

药物组成：穿心莲、栀子、麦冬。

功能主治：清热解毒，凉血消肿。用于咽喉肿痛、发热、牙痛、目赤。

用法用量：每次 2 片，每日 2 次，温开水送服。

注意事项：本品不宜久服，脾虚便溏、食少者忌服。

（16）五味麝香丸

药物组成：麝香、诃子、黑草乌、木香、藏菖蒲。

功能主治：消炎，止痛，祛风。用于扁桃体炎、咽峡炎、流行性感冒、风湿性关节炎、神经痛、胃痛、牙痛。

用法用量：每次 2～3 丸，每日 1 次，睡前温开水送服。

注意事项：本品有毒，慎用；孕妇忌服。

（17）口炎清颗粒

药物组成：天冬、麦冬、玄参、金银花、甘草。

功能主治：滋阴清热，解毒消肿。用于阴虚火旺所致的口腔炎症。

用法用量：每次 2 袋，每日 1～2 次，开水冲服。

注意事项：脾虚便溏及湿热内盛者慎服。

（18）玉露保肺丸

药物组成：天冬、麦冬、石斛、生地黄、熟地黄、知母、黄柏。

功能主治：滋阴清热，润肺止咳。用于阴虚咳嗽，失声声哑、口渴咽干、痰中带血。

用法用量：每次 1 丸，每日 2 次，温开水送服。

注意事项:感冒咳嗽者忌服,忌辛辣食物。

(19)利咽解毒颗粒

药物组成:板蓝根、连翘、金银花、山楂、牛蒡子、玄参、薄荷、桔梗、麦冬、僵蚕、大青叶、大黄、生地黄、黄芩、天花粉。

功能主治:清肺利咽,解毒退热。用于外感风热所致的风热乳蛾、风热喉痹、痄腮,伴有咽痛、咽干、喉核红肿、发热恶寒等,以及急性扁桃体炎、急性咽炎见有上述表现者。

用法用量:每次1袋,每日3～4次,开水冲服。

注意事项:忌食辛辣及过咸食物。

(20)玄麦甘桔颗粒

药物组成:玄参、麦冬、甘草、桔梗。

功能主治:清热滋阴,祛痰利咽。用于阴虚火旺、虚火上浮所致的口鼻干燥、咽喉肿痛。

用法用量:每次1袋,每日3～4次,开水冲服。

注意事项:脾虚便溏及湿热内盛者慎服。

(21)金嗓利咽胶囊

药物组成:茯苓、枳实、胆南星、砂仁、槟榔、神曲、生姜、木蝴蝶、法半夏、青皮、橘红、豆蔻、合欢皮、紫苏梗、蝉蜕、厚朴。

功能主治:燥湿化痰,疏肝理气。用于痰湿内阻,肝郁气滞型慢性咽炎,症见咽部不适、咽部异物感、声带肥厚等。

用法用量:每次2～4粒,每日2次,温开水送服。

注意事项:忌食辛辣油腻,忌气恼。

(22)清喉利咽颗粒

药物组成：黄芩、西青果、桔梗、竹茹、胖大海、橘红、枳壳、桑叶、香附、紫苏子、紫苏梗、沉香、薄荷油。

功能主治：清热利咽，宽胸润喉。用于风热外束、痰火上攻、咽喉肿痛、喉核红肿痛、咽干口渴、急性咽炎、扁桃体炎及慢性咽炎急性发作见上述症候者。

用法用量：每次 1 袋，每日 2～3 次，开水冲服。

注意事项：脾肺虚寒者不宜用。

(23)复方红根草片

药物组成：红根草、鱼腥草、金银花、野菊花、穿心莲。

功能主治：清热解毒。用于急性咽喉炎、扁桃体炎、肠炎、痢疾等。

用法用量：每次 4 片，每日 3～4 次，温开水送服。

注意事项：慢喉痹、慢喉喑之虚证等慎用。

(24)复方瓜子金颗粒

药物组成：瓜子金、大青叶、野菊花、海金沙、白花蛇舌草、紫花地丁。

功能主治：清热利咽，散结止痛，祛痰止咳。用于风热证之急性咽炎，痰热证之慢性咽炎急性发作，以及其他上呼吸道感染。

用法用量：每次 1 袋，每日 3 次，开水冲服。

注意事项：脾虚便溏者慎用。

(25)清喉利咽口服液

药物组成：金银花、连翘、菊花、射干、胖大海、女贞子、麦冬、玄参、山豆根、桔梗。

功能主治:清热解毒,利咽消肿。用于热毒炽盛,上攻咽喉所致的咽喉肿痛伴见发热心烦、口干舌燥、尿赤便秘,急性咽炎、慢性咽炎、扁桃体炎、喉炎见以上症候者。

用法用量:每次 20～30 毫升,每日 2 次,口服。

注意事项:脾胃虚寒者不宜用。

25. 治疗咽炎常用的含服中成药有哪些

(1)润喉丸

药物组成:甘草、乌梅、蝉蜕、玄明粉、食盐、马蹄粉、薄荷脑。

功能主治:润喉生津,开音止痛,疏风清热。用于急性咽炎、慢性咽炎及喉炎所致的疼痛;亦用于喉痒咳嗽,声音嘶哑等症的辅助治疗。

用法用量:每次 1～2 丸,每日数次,含服。

注意事项:忌食辛辣食物。

(2)金喉散

药物组成:岗梅、薄荷油、金牛草。

功能主治:清热解毒,生津化痰,消肿止痛。用于急性咽喉炎、慢性咽喉炎引起的声带充血、声带水肿、声音嘶哑、咽喉肿痛等。

用法用量:每次 2 克,每日 2～3 次,含服。

注意事项:忌食辛辣食物。

（3）喉痛丸

药物组成：大黄、绿豆、橘红、琥珀、人参、钟乳石、柳枝、绿茶、青果浸膏、玄明粉、寒水石、水牛角浓缩粉、羚羊角、蜂蜜、五倍子、牛黄、沉香、朱砂、硼砂。

功能主治：清音化痰，退热止咳。用于咽喉肿痛、肺热咳嗽、口干舌燥、大便不通。

用法用量：每次 1 丸，每日 3～5 次，含服。

注意事项：忌食辛辣食物。

（4）铁笛丸

药物组成：麦冬、玄参、瓜蒌皮、诃子肉、青果、凤凰衣、桔梗、浙贝母、茯苓。

功能主治：润肺利咽，生津止渴。用于肺热津伤引起的咽干口燥、声音嘶哑、咽喉疼痛。

用法用量：每次 2 丸，每日 2 次，含服。

注意事项：忌食辛辣食物。

（5）喉症丸

药物组成：板蓝根、牛黄、冰片、猪胆汁、玄明粉、青黛、雄黄、硼砂、蟾蜍、百草霜。

功能主治：清热解毒，消肿止痛。用于咽炎、喉炎、扁桃体炎。

用法用量：每次 5～10 粒，每日 2 次，含服。

注意事项：孕妇忌用，忌食辛辣刺激及油腻之食物。

（6）金鸣片

药物组成：生地黄、硼砂、玄参、牛黄、麦冬、冰片、丹参、

163

薄荷脑、乌梅、珍珠粉、玄明粉。

功能主治:清热生津,开音利咽。用于慢性咽炎、慢性喉炎、咽喉肿痛、声哑失声,以及用声过度后的咽干喉痒、发声费力、起声困难等。

用法用量:每次 1~2 片,每日 3~4 次,含服。

注意事项:忌食辛辣食物。

(7)保喉丸

药物组成:连翘、木蝴蝶、乌梅、诃子、桔梗、天花粉、甘草、薄荷油、蟾蜍、麦冬、党参、玄参、僵蚕、黄芪、百部、冰片。

功能主治:滋阴降火,润燥生津。用于阴虚喉痹、咽干疼痛、声音嘶哑、乳蛾等。

用法用量:每隔 1 小时含服 2~3 片。

注意事项:忌食辛辣食物。

(8)双梅喉片

药物组成:岗梅、水杨梅根、薄荷油。

功能主治:清热解毒,生津止渴。用于内热咽喉肿痛。

用法用量:每次 2~3 片,每日 4~6 次,含服。

注意事项:忌食辛辣食物。

(9)清咽滴丸

药物组成:青黛、诃子、冰片、甘草、薄荷脑、人工牛黄、聚乙二醇。

功能主治:疏风清热,解毒利咽。用于急性咽炎,症见风热喉痹、咽痛、咽干、口渴,或微恶风、发热、咽部红肿、舌边尖红、苔薄白或薄黄、脉浮数或滑数。

用法用量:每次 4～6 粒,每日 3 次,含服。

注意事项:孕妇慎用。

(10)咽炎含片

药物组成:金银花、菊花、射干、黄芩、关木通、麦冬、天冬、桔梗、忍冬藤、薄荷脑、甘草。

功能主治:清热解毒,消炎止痛。用于急性咽炎、慢性咽炎。

用法用量:每次 1 片,每日 10～12 次,含服。

注意事项:外感风寒及虚火咽痛禁用。

(11)嚼化上清片

药物组成:前胡、桔梗、天花粉、葛根、乌梅、檀香、薄荷脑。

功能主治:利肺生津,清喉散火。用于咽喉失润、咳嗽不爽、声音嘶哑、口燥舌干及急性咽炎、慢性咽炎、扁桃体炎等。

用法用量:每次 1 片,随时含化。

注意事项:忌食辛辣食物。

(12)牛黄嚼化丸

药物组成:柿霜、硼砂、黄连、雄黄、金果榄、冰片、牛黄、麝香、绿豆粉。

功能主治:清热解毒,消肿止痛。用于咽喉肿痛、口燥咽干、痰涎不出、咳嗽声哑。

用法用量:每次 1 丸,随时嚼化。

注意事项:孕妇忌用,忌食辛辣刺激食物,体虚寒者慎用。

（13）余甘子喉片

药物组成：余甘子、冰片、薄荷脑。

功能主治：清热润燥，利咽止痛。用于燥热伤津引起的咽喉干燥、疼痛。

用法用量：每隔2小时1～2片，每日6～8片，含服。

注意事项：忌食辛辣食物。

（14）健民咽喉片

药物组成：玄参、麦冬、蝉蜕、诃子、桔梗、板蓝根、胖大海、生地黄、西青果、甜叶菊、薄荷油、甘草。

功能主治：清咽利喉，养阴生津，解毒泻火。用于咽喉肿痛、失声及上呼吸道炎症。

用法用量：每次2～4片，每隔1小时1次，含服。

注意事项：忌食辛辣食物。

（15）喉痛解毒丸

药物组成：牛黄、冰片、雄黄、蟾蜍、青黛、山豆根、百草霜。

功能主治：清热解毒，消肿止痛。用于喉痹乳蛾、疔疖肿毒及口舌生疮。

用法用量：每次5～10粒，每日3次，含服。

注意事项：孕妇慎用。

（16）喉痛消炎丸

药物组成：牛黄、青黛、珍珠、蟾蜍、冰片、百草霜、雄黄。

功能主治：清热解毒，消肿止痛。用于咽喉肿痛、疔疮蛾喉、痈疖肿毒、口舌生疮。

用法用量:每次5～10粒,每日1～2次,含服。

注意事项:孕妇慎用。

26. 治疗咽炎常用的外用中成药有哪些

(1)清喉散

药物组成:人工牛黄、麝香、冰片、青黛、蟾蜍、白矾、薄荷脑、珍珠层粉、桔梗干膏粉、甘草干膏粉。

功能主治:清热解毒,消炎止痛。用于急性咽喉炎、慢性咽喉炎、扁桃体炎、口腔溃疡、冠周炎等。

用法用量:每次0.05～0.1克,喷敷患处,每日2～3次。

注意事项:孕妇禁用。

(2)冰硼散

药物组成:冰片、硼砂、朱砂、玄明粉。

功能主治:清热解毒,消肿止痛。用于咽喉疼痛、牙龈肿痛、口舌生疮。

用法用量:取少量,吹敷患处,每日数次。

注意事项:忌食辛辣食物,虚寒性溃疡不宜用。

(3)喉康散

药物组成:冰片、珍珠层粉、生晒参、硼砂、玄明粉、薄荷脑、天花粉、穿心莲叶、青黛、甘草。

功能主治:清热解毒,消炎止痛。用于各种咽喉疾病,如急性咽炎、慢性咽喉炎、扁桃体炎、口腔溃疡等。

用法用量:取少量,吹敷患处,每日2～3次。

注意事项：忌辛辣、鱼腥食物。

（4）清咳散

药物组成：蟾蜍、薄荷脑、冰片、桔梗干膏、甘草干膏、百部干膏、珍珠层粉、白矾等。

功能主治：清热解毒，化痰镇咳。用于痰热阻肺所致的急性咽喉炎、慢性咽喉炎、上呼吸道感染引起的痰多咳嗽。

用法用量：每次 0.05～0.1 克，喷敷患处，每日 2～3 次。

注意事项：孕妇禁用。

（5）口疳吹药

药物组成：青黛、冰片、黄连、甘草、玄明粉、儿茶、硼砂、人中白、僵蚕、山豆根、薄荷。

功能主治：清火消肿。用于咽喉红肿、口舌肿痛、内火牙疳。

用法用量：每次用少许，吹喉，搽口。

注意事项：忌食辛辣食物。

（6）冰硼咽喉散

药物组成：冰片、硼砂、玄明粉、青黛、生石膏。

功能主治：清热解毒，消肿止痛。用于咽喉、牙龈肿痛，口舌生疮。

用法用量：取少量，吹敷患处，每日 3～4 次。

注意事项：忌食辛辣食物。

（7）珍珠牛黄散

药物组成：珍珠、牛黄、硼砂、儿茶、薄荷、黄柏、青黛、川贝母、朱砂、灯心草、冰片。

功能主治:清热解毒,消肿止痛。用于热毒壅盛引起的白喉、咽喉肿痛、喉痹口疮。

用法用量:取少量,吹敷患处,每日数次。

注意事项:忌食辛辣食物,阴虚喉痹口疮者不宜用。

(8)黏膜溃疡散

药物组成:青黛、儿茶、冰片。

功能主治:清热解毒,收敛止痛。用于热毒内盛所致的咽喉肿痛、口舌生疮及其他黏膜溃疡。

用法用量:取少量,涂搽或吹敷患处,每日数次。

注意事项:忌烟酒及辛辣食物。

27. 怎样根据辨证分型选用治疗急性咽炎的中成药

辨证论治是中医的特色和优势,也是中医治疗疾病的主要方法,采用中成药治疗急性咽炎也应进行辨证论治,方能取得好的临床疗效。根据辨证分型选用治疗急性咽炎的中成药,宜依急性咽炎患者发病机制和临床表现的不同,通过辨证分型,确立相应的治则,之后根据治则选取中成药。

(1)风热侵袭型

主症:主要表现为咽部疼痛较重,吞咽唾液时更为明显,咽部黏膜充血肿胀,伴有发热恶风,头痛,咳嗽痰黄,舌尖红,苔薄黄,脉浮数。

治则:疏风清热,宣肺利咽。

方药:可选用中成药利咽解毒颗粒、清咽滴丸、金嗓清音丸、口疳吹药等。

（2）风寒袭表型

主症：主要表现为咽部轻微疼痛，吞咽不利，咽部黏膜淡红，伴周身不适，热而畏寒，咳嗽痰稀，鼻塞，流清涕，舌质淡红，苔薄白，脉浮紧。

治则：辛凉解表，疏风散寒。

方药：五味麝香丸、九味羌活颗粒、荆防冲剂、荆防败毒丸等。

（3）肺胃热盛型

主症：主要表现为咽部疼痛较重或逐渐加剧，吞咽时痛甚，痰多而黄稠，咽喉梗塞明显，咽部黏膜弥漫性充血肿胀且较显著，咽后壁淋巴滤泡红肿突起，显现有黄白色斑点状改变，伴颌下淋巴结肿大压痛，且有发热不恶寒，口渴喜饮，大便秘结，小便黄赤，舌质红，苔黄，脉洪数。

治则：泻热解毒，利咽消肿。

方药：清胃黄连丸、清火栀麦片、喉疾片、清咽利膈丸、冰硼散等。

28. 怎样根据辨证分型选用治疗慢性咽炎的中成药

（1）肺肾阴虚型

主症：主要表现为咽部干痛不适，灼热感、异物感，或咽痒干咳，痰少而黏，症状朝轻暮重，可伴有午后潮热、两颧潮红、虚烦失眠、大便干燥、腰膝酸软，咽部黏膜暗红、干燥，舌质红少津,苔少或花剥,脉细数。

治则:滋养肺肾,降火利咽。

方药:余甘子喉片、金果饮、铁笛丸、健民咽喉片等。

(2)脾肾阳虚型

主症:主要表现为咽喉微痛,梗噎不适,或干不思饮,饮则喜热汤,语声低微,精神不振,小便清长,大便溏薄,纳谷不香,手足不温,腰酸腿软,咽内不甚红亦不过于肿胀,或略呈淡白色,舌质淡,苔白滑,脉沉细弱。

治则:补益脾肾,温阳利咽。

方药:金匮肾气丸、利咽灵片、济生肾气丸、藏青果喉片等。

(3)痰火郁结型

主症:主要表现为咽部异物感或痰黏着感明显,灼热发干,或有微痛,易恶心作呕,痰黏稠偏黄,伴有口臭,咽部黏膜颜色暗红,黏膜质地肥厚,咽后壁淋巴滤泡增多甚至融合成块,咽侧索肿胀,舌质偏红或有瘀斑瘀点,苔黄厚,脉细滑数。

治则:化痰散结,养阴利咽。

方药:止咳青果合剂、金嗓利咽丸、梅核气丸、鼻咽灵片等。

29. 针灸能治疗咽炎吗

针灸疗法是中医学的重要组成部分,它是通过针刺与艾灸调整脏腑经络气血的功能,从而达到防治疾病的目的。

"针"是指"针刺",是利用各种针具刺激穴位以治病的方法;"灸"是指"艾灸",是用艾绒在穴位上燃灼或熏熨来治病的方法。《灵枢·官能》中说:"针所不为,灸之所宜。"《医学入门》中也说:凡病"药之不及,针之不到,必须灸之。"艾灸可以弥补针刺之不足,针刺和艾灸常配合应用,故常针灸并称。

针灸疗法历史悠久,早在新石器时代,人们就利用锐利的小石片(即"砭石")砭刺人体的某一部位来治疗疾病,汉代《说文解字》就有"砭,以石刺病也"的记载,这就是针法萌芽阶段的所谓"砭术",灸疗的产生则是在火的发现和应用以后。随着医学科学的发展,针灸疗法的内容不断丰富,疗效大大提高。针灸疗法具有适应证广泛、疗效明显、经济安全等特点,既能防病治病,又能养生保健,深受广大患者的欢迎。

针灸确实能治疗咽炎。针灸治疗咽炎,通过针刺和艾灸相应的穴位,借助针刺对穴位的刺激作用以及艾灸的热力、药力等作用,能调和阴阳气血,调整脏腑功能,具有清热解毒、消肿止痛、润喉利咽、止咳化痰、疏肝解郁、滋阴降火等多种功效,能改善或消除咽炎患者咽部疼痛、干燥、异物感等诸多症状,促使咽炎顺利康复,防止病情反复。

30. 针灸治疗咽炎有何作用

针灸治疗咽炎有肯定的疗效,针灸治疗咽炎的作用主要体现在调和阴阳、扶正祛邪和疏通经络等方面。

(1)调和阴阳:阴阳平衡是机体保持正常生理状态的根

本保证，如果机体阴阳平衡失调，脏腑功能紊乱，如出现风热侵袭、风寒袭表、肺胃热盛、肺肾阴虚、脾肾阳虚、痰火郁结等，则可罹患急性咽炎、慢性咽炎。针灸治疗咽炎的关键，就在于根据辨证结果的不同来调节阴阳的偏盛偏衰，使机体阴阳归于新的平衡，达到"阴平阳秘"，恢复其正常生理功能的目的。

（2）扶正祛邪：扶正就是扶助正气，增强抗病能力；祛邪就是祛除致病的因素。咽炎的发生、发展通常是正邪相争的过程，针灸可以扶正祛邪，可收到清热解毒、消肿止痛、止咳化痰、疏肝解郁、滋阴降火等多种功效，能改善或消除咽炎患者咽部疼痛、干燥不适、咽痒、异物感等诸多症状，促使咽炎顺利康复。大凡针刺补法和艾灸皆有扶正之作用，针刺泻法和放血有祛邪的作用。当然临证时必须结合腧穴的特殊性来考虑，只有根据病情恰当取穴，才能达到应有的治疗效果。

（3）疏通经络：人体的经络"内属于脏腑，外络于肢节"，十二经的分布，阳经在四肢之表，属于六腑，阴经在四肢之里，属于五脏，并通过十五络的联系，沟通表里，组成气血循环的通路，维持着人体正常的生理功能。经络和气血及脏腑之间有密切的联系，咽炎的发生与气血失和、脏腑失调有关，这些病理特征可以反映在经络上，并可以通过针灸调节经络与脏腑气血的平衡，从而改善或消除咽炎患者咽部疼痛、口渴咽干、咽痒、异物感等诸多症状，促使咽炎顺利康复。

31. 针刺治疗咽炎应注意什么

为了保证针刺治疗咽炎安全有效,避免不良反应发生,在应用时应注意以下几点。

(1)注意严格消毒:采用针刺疗法治疗咽炎时,应注意对所用的针具、施针处皮肤及施术者的双手进行常规消毒,以预防交叉感染及局部感染的发生。

(2)注意禁忌证:要注意针刺治疗的适应证,严防有禁忌证的咽炎患者进行针刺治疗。患有出血性疾病、贫血者、局部皮肤有感染、溃疡、冻伤者,以及体质虚弱、过于饥饿、精神高度紧张者等,均不宜进行刺血治疗。

(3)恰当选用针刺穴位:以中医基本理论为指导,根据急性咽炎、慢性咽炎患者具体情况的不同,结合穴位的功用主治,恰当选用针刺治疗的穴位,穴位的选取宜少而精。

(4)掌握正确针刺方法:要掌握正确的针刺方法,严格按照操作规程针刺,针刺的角度、方向和深度要正确,对风池、风府、哑门等接近延髓等重要部位的穴位及胸背部穴位尤应注意,以防意外情况发生。

(5)注意检查针具:针前应注意检查针具,严防应用不合格的针具进行针刺治疗。进针时体外应留有适当的针体,以防针体折断。针刺治疗时应注意选择适当的体位,以有利于正确取穴和施术,并注意防止晕针、滞针和弯针等现象发生。

(6)注意预防处理晕针:应注意预防晕针发生,不要在劳累、饥饿及精神紧张时针刺,一旦出现晕针现象,应立即让患者平卧,进行相应的处理。

(7)注意与他法相配合:针刺治疗咽炎的作用有限,临床中应注意与药物治疗、饮食调养、情志调节等其他治疗调养方法配合应用,以发挥综合治疗的优势,提高临床疗效。

32. 艾灸的方法有哪些

艾灸的方法主要有艾炷灸、艾条灸、温针灸、艾饼灸、熏灸等。但就治疗咽炎而言,常用的有艾炷灸和艾条灸。

(1)艾炷灸:艾炷灸是用艾绒制成圆锥形艾炷,直接或间接置于穴位上施灸的方法。艾炷的制作是将纯净的艾绒放在平板上,用拇指、食指、中指边捏边旋转,把艾绒捏成规格大小不同的圆锥形艾炷,捏得越紧越好。艾炷的规格有大、中、小 3 种,习惯以植物种子比喻,大艾炷如半截橄榄大,中艾炷如半截枣核大,小艾炷如麦粒大。

按艾炷灸的不同操作方法,艾炷灸可分为直接灸和间接灸两类,直接灸一般用小艾炷或中艾炷,间接灸通常用大艾炷。每燃尽 1 个艾炷称为 1 壮,施灸的壮数多少,可根据疾病的性质、病情的轻重及体质的强弱而定。

直接灸是将艾炷直接放在皮肤上施灸,在临床中较少应用,根据施灸对皮肤刺激程度的不同,又分为瘢痕灸和无瘢痕灸两种。间接灸是艾炷不直接放在皮肤上,而用其他药物隔开而施灸的方法,其名称由间隔的药物不同而异,如以生姜片间隔者称隔姜灸,以食盐间隔者称隔盐灸等。

(2)艾条灸:艾条灸是将艾条或药条点燃后,在穴位或患处进行熏灸的一种施灸方法。艾条的制作是取艾绒24克,平铺在长26厘米、宽20厘米、质地柔软疏松而又坚韧的桑皮纸上,将其卷成直径约1.5厘米的圆柱形,卷得越紧越好,用胶水封口而成。也有在艾绒中掺入其他药物粉末而制成的艾条,这种艾条称"药条"。

按艾条灸的不同操作方法,又分为温和灸和雀啄灸两种。温和灸是将艾条的一端点燃,对准施灸的部位,距皮肤3～5厘米进行熏灸,使患者局部有温热感而无灼痛,一般每处灸3～5分钟,至皮肤稍起红晕为度。雀啄灸是艾条燃着的一端,与施灸部位并不固定在一定的距离,而是像鸟雀啄食一样,一上一下地移动施灸;也可均匀地向左右方向移动或反复旋转施灸。

33. 艾灸治疗咽炎应注意哪些

(1)以中医理论为指导,根据咽炎患者病情和体质的不同选择合适的穴位和艾灸方法,严防有艾灸禁忌证的咽炎患者进行艾灸治疗。施灸时取穴要准确,灸穴不宜过多,火力要均匀,切忌乱灸、暴灸。同时要注意严格消毒,防止感染发生。

(2)施灸的顺序,一般是从上至下,先背部、后腹部,先头部、后四肢,先灸阳经、后灸阴经,在特殊情况下则可灵活运用,不必拘泥。对皮肤感觉迟钝的患者,施治过程中要不时用手指置于施灸部位,以测知患者局部皮肤的受热程度,便于随时调节施灸的距离,避免烫伤。

（3）施灸过程中要严防艾火滚落烧伤皮肤或烧坏衣服、被褥等,施灸完毕必须把艾条、艾炷之火熄灭,以防复燃发生火灾。施灸后还要做好灸后处理,如果因施灸时间过长局部出现小水疱者,注意不要擦破,可任其自然吸收;如果水疱较大,可局部消毒后用毫针刺破水疱放出疱液,或用注射器抽出疱液,再涂以甲紫,并用纱布包敷,以避免感染等不良反应发生。

（4）艾灸疗法治疗咽炎的作用有限,临床中应注意与药物治疗、情志调节、针刺疗法、饮食调养等其他治疗调养方法配合应用,以发挥综合治疗的优势,提高临床疗效。

34. 治疗咽炎常用的毫针处方有哪些

处方 1

取穴:合谷、内关、足三里、曲池、肺俞、尺泽、太溪、照海、复溜(穴位的选取参见附录人体常用穴位示意图,下同)。

操作:患者取适当的体位,每次选取 3～4 个穴位,上述穴位交替使用,局部皮肤常规消毒,用平补平泻手法进行针刺治疗。每次留针 10～20 分钟,每日 1 次,5～10 次为 1 个疗程。

适应证:慢性咽炎。

处方 2

取穴:少商、尺泽、合谷、陷谷、关冲。

操作:患者取适当的体位,局部皮肤常规消毒后,进行针刺治疗。操作时少商、关冲穴分别用三棱针点刺出血;尺泽穴直刺 0.5～0.8 寸,捻转用泻法;合谷穴直刺 0.5～0.8 寸,用提插泻法;陷谷穴直刺或斜刺 0.5～1 寸,捻转用泻法。每次留针 20～30 分钟,每日或隔日 1 次,3～5 次为 1 个疗程。

适应证:急性咽炎、慢性咽炎辨证属实热证者。

处 方 3

取穴:太溪、照海、鱼际。便秘者加上巨虚。

操作:患者取适当的体位,局部皮肤常规消毒后,进行针刺治疗。操作时太溪、照海穴直刺 0.5 寸,捻转用平补平泻手法;鱼际穴直刺 0.5～0.8 寸,捻转用平补平泻手法;上巨虚直刺 1～2 寸,用提插平补平泻手法;每次留针 20～30 分钟,每日或隔日 1 次,7～10 次为 1 个疗程。

适应证:急性咽炎、慢性咽炎辨证属阴虚内热证者。

处 方 4

取穴:列缺、尺泽、鱼际、合谷、手三里、曲池、足三里、内庭、人迎。

操作:患者取适当的体位,局部皮肤常规消毒后,用泻法进行针刺治疗。通常每次选取 3～4 个穴位,上述穴位交替使用,每次留针 10～20 分钟,每日 1～2 次。若高热不退、咽部红肿痛甚者,可配合三棱针点刺双手少商穴或商阳穴,以出血泄热。

适应证:急性咽炎。

处 方 5

取穴:风池、尺泽、合谷、少商、足三里、照海。

操作:患者取适当的体位,局部皮肤常规消毒后,进行针刺治疗。操作时患者先取坐位,风池穴针尖微向下,向鼻尖斜刺 0.8～1.2 寸;然后取仰卧位,尺泽穴直刺 0.8～1.2 寸,合谷穴直刺 0.5～1 寸,少商穴浅刺 0.1 寸,足三里穴直刺 1～2 寸,照海穴直刺 0.5～0.8 寸。以上穴位均取双侧,用平补平泻手法,针刺得气后留针 30 分钟,每日 1 次,5 次为 1 个疗程,疗程间隔 2 日,治疗 1～3 个疗程。

适应证:慢性咽炎。

处 方 6

取穴:风池、大椎、列缺。声音嘶哑者,加廉泉;头痛者,加合谷。

操作:患者取适当的体位,局部皮肤常规消毒后,进行针刺治疗。操作时风池穴向咽喉方向斜刺 1 寸许,提插泻法后调整针尖,向对侧眼球方向刺 1 寸许,用提插泻法;大椎穴斜刺 0.5～1 寸,并可加艾条回旋灸或雀啄灸;列缺穴向肘部斜刺 0.2～0.3 寸,捻转用泻法。廉泉穴直刺 0.3 寸许,行雀啄泻法;合谷穴直刺 0.5～0.8 寸,用提插泻法。每次留针20～30 分钟,每日 1 次。

适应证:风寒袭表型急性咽炎。

处方 7

取穴：廉泉、少商、尺泽、合谷。咽喉肿痛甚者，加天突；发热甚者，加大椎；咳嗽痰多者，加丰隆；便秘者，加上巨虚。

操作：患者取适当的体位，局部皮肤常规消毒后，进行针刺治疗。操作时廉泉穴直刺 0.3 寸许，行雀啄泻法；少商穴向腕部斜刺 0.2～0.3 寸，或用三棱针点刺出血；尺泽、合谷穴直刺 0.5～0.8 寸，用提插泻法。天突穴先直刺 0.2～0.3 寸，然后沿胸骨柄后缘、气管前缘缓慢向下刺入 0.5～1 寸，不再施手法；大椎穴斜刺 0.5～1 寸，用捻转泻法；丰隆、上巨虚穴直刺 0.5～0.8 寸，用提插泻法。每次留针 20～30 分钟，每日 1 次。

适应证：风热侵袭型急性咽炎。

处方 8

取穴：天突、商阳、曲池、内庭。痰多者，加丰隆；便秘者，加上巨虚或支沟；小便短赤者，加通里、足通谷；口干者，加廉泉。

操作：患者取适当的体位，局部皮肤常规消毒后，进行针刺治疗。操作时天突穴先直刺 0.2～0.3 寸，然后沿胸骨柄后缘、气管前缘缓慢向下刺入 0.5～1 寸，不再施手法；商阳穴用三棱针点刺出血；曲池、丰隆、支沟穴直刺 0.5～0.8 寸，用提插泻法；内庭穴向足背方向斜刺 0.3～0.5 寸，捻转用泻法；廉泉穴直刺 0.3 寸许，行雀啄泻法；上巨虚穴直刺 1～2 寸，用提插泻法；通里穴直刺 0.5～0.8 寸，用提插泻法；

足通谷穴直刺 0.2～0.3 寸,捻转用泻法。每次留针 20～30 分钟,每日 1 次。

适应证:肺胃热盛型急性咽炎。

处 方 9

取穴:廉泉、列缺、照海、太溪。伴午后潮热、手足心热者,加劳宫;精神疲乏者,加足三里;咽部有异物感者,加天突、膻中。

操作:患者取适当的体位,局部皮肤常规消毒后,进行针刺治疗。操作时廉泉穴直刺 0.3 寸许,行雀啄泻法;列缺穴向肘部斜刺 0.2～0.3 寸,捻转用补法;照海、太溪穴直刺 0.5 寸,捻转用补法;劳宫穴直刺 0.3～0.5 寸,行平补平泻手法;足三里穴直刺 1～2 寸,行平补平泻手法;天突穴先直刺 0.2～0.3 寸,然后沿胸骨柄后缘、气管前缘缓慢向下刺入 0.5～1 寸,不再施手法;膻中穴向下平刺 0.5～0.8 寸,捻转用泻法。每次留针 20～30 分钟,每日或隔日 1 次,10 次为 1 个疗程。

适应证:阴虚肺燥型慢性咽炎。

处 方 10

取穴:阴陵泉、足三里、丰隆、天突、内庭。咽部有异物感、胀感者,加膻中;咳嗽明显、痰黄稠量多者,加尺泽、肺俞;便秘者,加天枢、大肠俞;咽部充血水肿较甚者,加金津、玉液刺络放血。

操作:患者取适当的体位,局部皮肤常规消毒后,进行针刺治疗。操作时,阴陵泉、丰隆穴直刺 0.5～0.8 寸,用提插泻法;足三里穴直刺 1～2 寸,用提插补法;天突穴先直刺 0.2～0.3 寸,然后沿胸骨柄后缘、气管前缘缓慢向下刺入 0.5～1 寸,不再施手法;内庭穴向足背方向斜刺 0.3～0.5 寸,捻转用泻法;膻中穴向下平刺 0.5～0.8 寸,捻转用泻法;尺泽穴直刺 0.5～0.8 寸,捻转用泻法;肺俞穴向下斜刺 0.5 寸,捻转用泻法;天枢、大肠俞直刺 1 寸,捻转用泻法;金津、玉液用三棱针点刺出血。每次留针 20～30 分钟,每日或隔日 1 次,10 次为 1 个疗程。

适应证:痰火郁结型慢性咽炎。

35. 治疗咽炎常用的艾灸处方有哪些

处 方 1

取穴:天突。

操作:患者取仰卧位,采用艾条隔姜灸的方法进行治疗。操作时取生姜 1 块,切成厚约 0.3 厘米的姜片,用针于中间穿刺数孔,放在天突穴上,点燃艾条施灸。每次熏灸 15 分钟,以使天突穴附近潮红为度,艾灸完毕喝杯温开水,如果有蜂蜜水更好。每日 1～2 次,3～5 日为 1 个疗程。

适应证:咽炎。

处 方 2

取穴:天突、气舍、璇玑。

操作:患者取适当的体位,采用艾炷隔姜灸的方法进行治疗。操作时取生姜 1 块,切成厚约 0.3 厘米的姜片,用针于中间穿刺数孔,放在施灸的天突、气舍、璇玑穴位上,上置中号艾炷点燃施灸。每次每穴灸 3～5 壮,每日 1 次,5～7 次为 1 个疗程。

适应证:慢性咽炎。

处方 3

取穴:天突、足三里。咽部异物感、胀感者,加膻中;便溏者,加太白;便秘者,加天枢、大肠俞。根据辨证分型选穴,阴虚肺燥者,加列缺、照海;肺脾气虚者,加气海、太渊;痰热蕴结者,加阴陵泉、丰隆、内庭。

操作:患者取适当的体位,采用艾灸的方法进行治疗。操作时天突、足三里、太白、列缺、照海、气海、太渊穴用艾条温和灸 10 分钟左右,以使局部红润为度,膻中、阴陵泉、丰隆、内庭穴用艾条回旋灸或雀啄灸 10～20 分钟,其他穴位用艾条温和灸 5～10 分钟。亦可适当选用艾炷灸、温针灸。太渊穴禁用艾炷灸。每日或隔日 1 次,7～10 次为 1 个疗程。

适应证:慢性咽炎。

处方 4

取穴:风池、廉泉。发热甚者,加大椎;咳嗽痰多者,加丰隆。根据辨证分型选穴,风寒外袭证,加列缺;风热外袭证,加商阳、合从、曲池;肺胃实热者,加内庭、尺泽。

操作:患者取适当的体位,采用艾灸的方法进行治疗。操作时各穴均可用艾条雀啄灸,商阳穴可用线香灸,重灸 20

分钟左右。若用艾炷灸,商阳穴用小艾炷,余穴(风池、廉泉不宜用艾炷灸)用豆粒大艾炷灸6～10壮,宜口吹其火,使火力壮而短促,不燃至皮肤即扫除。对于风寒外袭证者,用艾炷灸时可隔姜片。亦可适当选用温针灸,方法是针刺得气后,将毫针留在适宜的深度,把艾条剪成2厘米长的小段,穿置于针柄上点燃施灸,燃尽为止。每日1次,可连续治疗3～5日。

适应证:急性咽炎。

处 方 5

取穴:三线灸以颈局部取穴为主,一线为任脉颈段,其中以廉泉、天突穴为主,二、三线为胃经颈段左右各一线,其中以人迎、水突加小肠经天容穴为主。急性咽炎者,加灸少商;慢性咽炎者,加灸太溪。

操作:患者取仰靠坐位或仰卧位,采用三线灸的方法进行治疗。操作时一手持镜子对照颈部,一手持点燃的无烟灸条,先灸一线,后灸二、三线及其他穴位。方法是采用小幅度悬灸,距离以患者能忍受为度,要求热力深达病位,如患者感觉病位像有泉水涌出,效果最佳。通常每次治疗30分钟,每日1次,6次为1个疗程。

注意:操作时注意防止烫伤,颈部灸时不宜说话和做吞咽动作。灸条燃后的灰烬及时去掉,以保证效力。若热力1次不能透达病位,不可强求,多灸几次逐渐达到。

适应证:急性咽炎、慢性咽炎。

36. 治疗咽炎常用的刺络放血处方有哪些

处 方 1

取穴：大椎、少商、商阳。

操作：患者取坐位，取少商、商阳、大椎穴，常规消毒，用三棱针进行点刺，每穴挤血数滴，其中大椎穴点刺后加拔火罐，留罐15分钟。每日1次，7次为1个疗程。

适应证：急性咽炎。

处 方 2

取穴：少商。

操作：患者取适当的体位，取双侧少商穴，自拇指桡侧近端向穴位处推送使其充血，皮肤常规消毒后，持三棱针对准穴位迅速刺入3分左右，立即将针退出，挤压穴位周围使其出血3～5滴，再以消毒干棉球压迫止血。每日点刺双侧少商穴各1次，连续3日。

适应证：急性咽炎。

处 方 3

取穴：然谷。

操作：患者取坐位，在然谷穴3厘米直径范围内寻找浅表小静脉，常规消毒后，用三棱针点刺小静脉出血，每次放血1～20毫升，待自然止血后，用碘伏消毒伤口，不需包扎。每次刺一侧，3～4日1次，4次为1个疗程。

适应证：慢性咽炎。

处方 4

取穴:照海、患部。精神疲乏者,加足三里;咳嗽痰多者,加针刺丰隆、阴陵泉;便溏者,加针刺太白;畏寒肢冷者,加灸气海;咳嗽明显、痰黄稠量多者,加针刺尺泽、肺俞;便秘者,加针刺天枢、大肠俞。阴虚肺燥者,加列缺、太溪;痰热蕴结者,加丰隆、尺泽。

操作:患者取适当的体位,先在照海穴及周围寻找浅表小静脉,常规消毒后,用三棱针点刺小静脉出血,等自然止血后用碘伏消毒。患部刺络放血治疗操作同前面操作方法。其他加减穴位的针刺治疗操作参见毫针处方的治疗操作。

适应证:慢性咽炎。

处方 5

取穴:耳背,位于耳轮的外侧面。

操作:患者取坐位,操作时选准耳背近耳轮处明显的血管 1 根(左右均可),揉搓数分钟使其充血,常规消毒后,左手将耳背拉平,中指顶于下,右手持经消毒的手术刀,用刀尖划破血管,则见自然出血,约 0.5 毫升即可(下刀轻重适宜,重则易伤耳软骨,轻则出血量不足),用消毒棉签抹去血液,并消毒切口,盖以消毒敷料,贴上胶布即可,数日内勿被水浸,以防感染。第二周如法选对侧耳背放血,第三周再放第一次放血的耳朵,共治疗 3 次。

适应证:慢性咽炎。

处方 6

取穴：少商、患部。发热甚者，加大椎点刺出血并拔罐；咳嗽痰多者，加针刺丰隆；便秘者，加针刺上巨虚；口干者，加针刺廉泉；风寒者，加针刺风池、列缺；风热者，加针刺曲池、合谷、商阳；肺胃实热者，加针刺曲池、内庭。

操作：患者取适当的体位，少商、商阳穴先自拇指（少商）或食指（商阳）桡侧近端向穴处推送使其充血，皮肤常规消毒后，持三棱针对准穴位迅速刺入 3 分左右，立即将针退出，然后挤压穴位周围，使之出血 3～5 滴，或待出血颜色自深红、紫红变为鲜红时停止挤压，再以消毒干棉球压迫止血。患部治疗时，嘱患者张口，用压舌板压定舌头，暴露口咽腔，然后持 5 寸长毫针对准咽窍红肿患部，用丛刺法轻浅地刺 5～10 下（即在患部做比较集中的点状丛刺），直刺 0.1 寸，微出血即可。大椎穴局部常规消毒后，先用三棱针在大椎穴上点刺，使之有少量血液渗出，然后用闪火法将大小合适的罐具吸拔于大椎穴上，留罐 5～15 分钟。

适应证：急性咽炎。

37. 穴位注射能治疗咽炎吗

穴位注射疗法又称水针疗法，是针灸学的重要组成部分，是在选定的穴位中进行药物注射，通过针刺和药液对穴位的刺激及药理作用，从而调整机体的各种功能，改善病理状态的一种治疗方法。

进行穴位注射治疗常用的器械有 2～5 毫升一次性注射器、碘伏、镊子等,常用的注射药物有鱼腥草注射液、庆大霉素、小诺米星等抗生素注射液、地塞米松注射液、2‰盐酸利多卡因注射液等。治疗时根据病情的需要选取适当的穴位和药物,常规消毒后将针头按照毫针刺法的角度和方向要求,快速刺入皮下或肌层的一定深度,并上下提插,出现针感后若回抽无血,即将药物注入。注射的剂量因药物及注射部位的不同而有差异,如四肢及腰部肌肉丰厚处可注入 1～2毫升,而头面及耳郭等处一般只需注射 0.5～0.5 毫升。

　　穴位注射疗法穴位的选择及原则同体针疗法,穴位的选取宜少而精,要注意药物的性能、药理作用、剂量和配伍禁忌、不良反应、过敏反应等,不可将药液注入关节腔、脊髓腔和血管内,同时穴位注射要注意避开神经,千万不可损伤神经,要严格掌握针刺的角度和深度,严防刺伤内脏等不良事件发生。由于穴位注射疗法治疗咽炎的作用局限,临床中应注意与药物治疗、饮食调养等其他治疗调养方法配合应用,以提高疗效。

　　穴位注射疗法的特点是可发挥经穴和药物双重作用,但以经穴刺激为主要作用。穴位注射疗法确实能治疗咽炎,通过选取咽炎患者适当的穴位进行药物注射,能调和阴阳气血,调整脏腑功能,并能发挥药物的功效,具有清热解毒、利咽润喉、消肿止痛、止咳化痰、疏肝解郁、滋阴降火等多种功效。能改善或消除咽炎患者咽部疼痛、干燥、异物感等诸多症状,促使咽炎顺利康复,防止病情反复。

38. 治疗咽炎常用的穴位注射处方有哪些

处方1

取穴:天突。

操作:患者取适当的体位,天突穴位局部皮肤常规消毒后,用2毫升一次性注射器抽取鱼腥草注射液2毫升,换上牙科用5号细长针头,先直刺皮肤0.3寸,然后沿胸骨柄后缘,气管前缘缓慢向下刺入1～1.2寸,注意不可向左右偏斜,防止刺伤气管及肺尖,回抽无血,即可缓慢将药液缓慢注入,每次注入药液1～2毫升,针感向咽喉部放射为佳,隔日治疗1次,14次为1个疗程。

适应证:慢性咽炎。

处方2

取穴:手三里。

操作:患者取适当的体位,用5毫升一次性注射器抽取2%普鲁卡因注射液2毫升、维生素B_{12}注射液1毫升(50微克)、地塞米松注射液0.5毫升(2.5毫克),混合后备用。手三里穴局部皮肤常规消毒后,先将针头直刺手三里穴,待得气后回抽无血,即可将药液缓慢注入。每次选取一侧手三里穴,两侧穴位交替,每次注入药液2毫升,每日治疗1次,3次为1个疗程。

适应证:急性咽炎。

处方 3

取穴:天突、曲池。

操作:患者取坐位,背贴椅背,略仰头,暴露颈部,用 10 毫升一次性注射器,配 7 号针头,抽取鱼腥草注射液 6 毫升;天突穴局部皮肤常规消毒后,直刺进针,进针后针尖略向下斜刺 0.5～0.6 寸,待患者平静后令其做吞咽动作,若无梗刺感,回抽无血,即可将药液缓慢注入,每次注入药液 2 毫升。之后在曲池穴皮肤局部常规消毒,先将针头直刺曲池穴,待得气后回抽无血,即可将鱼腥草注射液缓慢注入,左右穴位各注入 2 毫升。

适应证:慢性咽炎。

处方 4

取穴:颈椎 4～5 旁开 5 分处。

操作:操作时令患者面向椅背骑坐骑上,将两臂放在椅背上,上身稍前倾,头部伏于手臂上。操作者立于患者身后,用双手拇指指腹的侧面沿脊柱两侧旁开 5 分处自上而下均匀用力按压,当患者感到指压处有酸麻胀痛时,该处即为治疗用穴,上述敏感点多位于颈椎 4～5 旁开 5 分处。之后用 2 毫升一次性注射器抽取当归注射液 2 毫升,局部皮肤常规消毒后,从该处进针,边进针边询问患者有无针感,当出现明显针感时,回抽无血,即可注入药液。每次每个穴位注入药液 0.5 毫升,每日 1 次,10 次为 1 个疗程。

适应证:慢性咽炎。

处方 5

取穴：人迎、足三里、太溪。午后潮热、手足心热者，加针刺劳宫；咽部有异物感者，加膻中；咳嗽痰多者，加阴陵泉。

操作：患者取仰卧位，肩背垫枕头，充分暴露颈前部，用2毫升一次性注射器抽取鱼腥草注射液2毫升，人迎穴处皮肤常规消毒后，将针头直刺进针0.5～1寸（注意以拇指将颈总动脉轻轻向外推，避免刺伤动脉），得气后回抽无血，即可注入药液，每次2毫升。之后再用2毫升一次性注射器抽取核酪注射液2毫升，患者取适当的体位，足三里、太溪穴皮肤分别消毒后，将针头直刺进针，得气后回抽无血，即可注入药液，每次每穴2毫升，左右穴位同时注射。劳宫、膻中和阴陵泉穴分别针刺，用平补平泻手法。

适应证：慢性咽炎。

处方 6

取穴：天突、曲池、合谷。发热者，加大椎；痰多者，加针刺丰隆。

操作：患者取坐位，背贴椅背，略仰头，或取仰卧位，头下不垫枕头，于颈肩下垫一薄枕，暴露颈部，用2毫升一次性注射器抽取鱼腥草注射液2毫升，天突穴处皮肤常规消毒后，将针头直刺进针，进针后针尖略向下斜刺0.5～0.6寸，待患者平静后令其做吞咽动作，若无梗刺感，回抽无血，将药液缓慢注入2毫升。之后再用2毫升一次性注射器抽取鱼腥草注射液2毫升，患者取适当的体位，曲池、合谷穴皮肤分别消毒后,将针头直刺进针,进针得气后,回抽无血,即可注入药液,每次每穴 2 毫升,左右穴位同时注射。大椎穴可穴位注射,方法同上,亦可刺络拔罐;丰隆穴毫针针刺,用泻法。

适应证:急性咽炎。

39. 耳穴疗法能治疗咽炎吗

耳为宗脉之所聚,十二经脉皆上通于耳,全身各脏腑也都与耳有紧密的联系,当人体内脏或躯体发生病变时,在耳郭相应的部位常出现"阳性反应点",这些反应点又叫刺激点、压痛点、敏感点等,针灸学称之为"耳穴"。

耳穴在耳郭上的分布,恰似子宫内一个倒置的胎儿,头部向下,臀部向上,其分布规律是与头部相应的穴位在耳垂或耳垂附近,与上肢相应的穴位在耳舟部,与躯干或下肢相应的穴位在对耳轮或对耳轮的上下角,与内脏相应的穴位多集中在耳甲艇或耳甲腔。耳穴不仅可以作为诊断疾病的方法,而且还可以通过对耳穴的刺激以达到治疗疾病的目的。通过刺激耳穴治疗疾病的方法称之为耳穴疗法。耳穴疗法的种类较多,有耳穴按摩、耳穴针刺、耳穴贴压、耳穴温灸等,其中尤以耳穴针刺(简称耳针)和耳穴贴压(简称耳压)应用较为普遍。

耳穴疗法确实能治疗咽炎。急性咽炎、慢性咽炎患者通过选择性地针刺或贴压耳部穴位,能调整脏腑功能,调和阴阳气血,具有清热解毒、润喉利咽、消肿止痛、止咳化痰、疏肝解郁、滋阴降火等多种功效,能改善或消除咽炎患者咽部疼痛、干燥、异物感等诸多症状,促使咽炎顺利康复,防止病情反复。正确确定耳穴的位置是耳针和耳压治疗的前提和基础,用于治疗咽炎的耳穴较多,耳穴的定位可参照附录中的常用耳穴示意图。

40. 如何进行耳针治疗操作

熟练掌握耳针治疗的操作方法,是运用耳针疗法治疗急性咽炎、慢性咽炎,提高临床疗效的关键一环。耳针治疗操作包括寻找耳穴、常规消毒、针刺方法、留针出针等,下面予以介绍。

(1)寻找耳穴:根据病情的需要确定耳穴处方手,在选用的穴区内寻找反应点(耳穴)。寻找的方法,可用探针、火柴头、针柄按压,其有压痛部位即是所要找的耳穴;也可用测定耳郭皮肤电阻(耳穴探测仪)的方法,其皮肤电阻降低,导电量明显增高处即为所要针刺的耳穴。

(2)常规消毒:在进行耳针治疗前,应对耳部皮肤、所有治疗用具,以及施术者的双手进行常规消毒,以预防交叉感染及耳部感染发生。可用75%乙醇或碘伏等消毒。

(3)针刺方法:根据需要选用0.5寸短柄毫针进行针刺,进针时以左手固定耳部,右手进针。进针深度以穿破软骨但不透过对侧皮肤为度。多数患者针刺后局部有疼痛或热胀感,少数人有酸、重感受,甚至有特殊之凉、麻、热等感觉沿着经络路线放射传导,一般有这些感觉者疗效较好。除用短毫针针刺治疗外,也可结合应用电针或用特定之图钉形撳针进行埋针治疗。

(4)留针出针:毫针一般留针20～30分钟,期间可间隔捻针。出针后用消毒干棉球压迫针孔,防止出血,并注意再涂75％乙醇或碘伏消毒,以预防感染。

41. 如何进行耳压治疗操作

采用耳压疗法治疗咽炎,应正确掌握其操作方法,耳压治疗包括选取压料、贴前准备及将压料贴于耳穴上3个步骤。

(1)选取压料:在进行耳穴贴压前,应先选取好耳穴贴压的材料。耳穴贴压的材料包括压穴材料,75％乙醇或碘伏棉球,消毒干棉球,无钩镊,探棒,胶布,贴穴板等。常用的压穴材料有王不留行、绿豆、白芥子、油菜子、冰片、决明子、菟丝子、磁珠等,临床中可根据具体情况选择应用。

(2)贴前准备:首先选择好压穴的材料,如果选用的是植物种子,应先洗净晒干后,置于瓶中备用。用时将植物种子或药丸置于贴穴板各小方格中央凹陷内,平盖上胶布贴紧,再用刀片沿格间沟将胶布切割成果0.5厘米×0.5厘米的小方块备用。也可直接将压丸置于剪好的0.5～0.8厘米大小的小方块胶布的正中。

(3)操作方法:先用75％乙醇或碘伏棉球擦洗耳郭以消毒,再用消毒棉球擦干,继而在耳郭前面、背面,自上而下全面按揉3～5次(注意操作者的双手也应消毒),以疏通耳郭腧穴经气。接着寻找出所需要的耳穴,寻找的方法可用探针、火柴头、针柄按压,也可用耳穴探测仪检测。穴位选好后,用小镊子夹起粘有压丸的胶布,贴于选定的耳穴处,四周粘紧,也可在耳郭背部相应部位对贴。通常每次贴压保留 3～7 日,贴压期间每日按压 3～5 次,每次按压 3～5 分钟,每次每穴按压 10～15 下,按压时以出现局部酸、胀、麻、痛感为宜。

42. 治疗咽炎常用的耳针处方有哪些

处 方 1

取穴:咽喉、肺、肾、肝、神门、内分泌。

操作:按照常用耳穴示意图,找到所选取的耳穴,局部皮肤常规消毒后,用血管钳或镊子夹住皮内针针柄,轻快刺入耳穴皮内,再以胶布固定。通常两耳穴位交替埋针,3 日更换 1 次。

适应证:慢性咽炎。

处 方 2

取穴:咽喉、肺、耳屏、扁桃体、胃、肾上腺、内分泌。

操作:按照常用耳穴示意图,找到所选取的耳穴,局部皮肤常规消毒后,用血管钳或镊子夹住皮内针针柄,轻快刺入耳穴皮内,再以胶布固定。两耳穴位交替埋针,3 日更换 1 次。

适应证:急性咽炎。

处 方 3

取穴:咽喉、肺、胃、神门、耳尖、内分泌、肾上腺。

操作:按照常用耳穴示意图,找到所选取的耳穴,局部皮肤常规消毒后,用血管钳或镊子夹住皮内针针柄,轻快刺入耳穴皮内,再以胶布固定。两耳穴位交替埋针,3日更换1次。

适应证:急性咽炎。

处 方 4

取穴:咽喉、扁桃体、肺、皮质下、肾上腺、肾、内分泌。

操作:按照常用耳穴示意图,找到所选取的耳穴,局部皮肤常规消毒后,用血管钳或镊子夹住皮内针针柄,轻快刺入耳穴皮内,再以胶布固定。通常两耳穴位交替埋针,3日更换1次。

适应证:慢性咽炎。

处 方 5

取穴:咽喉、心、肾上腺。

操作:按照常用耳穴示意图,找到所选取的耳穴,局部皮肤常规消毒后,左手固定耳郭,右手持0.5寸短柄毫针,采取强刺激手法进行针刺,深度以穿破软骨但不透过对侧皮肤为度,针刺得气后留针10～20分钟,留针期间间歇行针。两耳穴位交替针刺,每日1次,10次为1个疗程。

适应证:慢性咽炎。

处 方 6

取穴:咽喉、皮质下、肺、神门、内分泌。

操作:按照常用耳穴示意图,找到所选取的耳穴,局部皮肤常规消毒后,左手固定耳郭,右手持 0.5 寸短柄毫针,采取强刺激手法进行针刺,深度以穿破软骨但不透过对侧皮肤为度,针刺得气后留针 10～20 分钟,留针期间间歇行针。两耳穴位交替针刺,每日 1 次,10 次为 1 个疗程。

适应证:慢性咽炎。

处 方 7

取穴:咽喉、扁桃体、肺、耳屏、内分泌。口渴便秘者,加胃;痛重热甚者,加耳尖点刺出血。

操作:按照常用耳穴示意图,找到所选取的耳穴,局部皮肤常规消毒后,左手固定耳郭,右手持 0.5 寸短柄毫针,采取强刺激手法进行针刺,深度以穿破软骨但不透过对侧皮肤为度,针刺得气后留针 30 分钟左右。耳尖点刺出血时,耳尖局部常规消毒后,用三棱针或采血针快速刺破穴位处皮肤,挤出血液数滴,再以消毒干棉球按压片刻。两耳穴位交替针刺,每日 1 次。

适应证:急性咽炎。

处 方 8

取穴:咽喉、扁桃体、肺、皮质下、肾上腺。咳嗽痰稀易咳者,加脾;咳嗽咳痰黏稠者,加肝、胃;口臭便秘者,加三焦;疼痛较甚者,加神门;咽部灼热感较重者,加耳尖或扁桃体点刺出血。

操作:按照常用耳穴示意图,找到所选取的耳穴,局部皮肤常规消毒后,左手固定耳郭,右手持0.5寸短柄毫针,采取中等刺激手法进行针刺,深度以穿破软骨但不透过对侧皮肤为度,针刺得气后留针30分钟左右。耳尖或扁桃体点刺出血时,局部常规消毒后,用三棱针或采血针快速刺破穴位处皮肤,挤出血液数滴,再以消毒干棉球按压片刻。两耳穴位交替针刺,每日1次。

适应证:慢性咽炎。

43. 治疗咽炎常用的耳压处方有哪些

处 方 1

取穴:咽喉、肺、耳屏、扁桃体、内分泌。

操作:按照常用耳穴示意图,找到所选取的耳穴,局部皮肤常规消毒后,用0.5厘米×0.5厘米大小的胶布,把王不留行分别贴压于上述耳穴上。通常双侧耳穴交替贴压,贴压期间每日自行揉捏穴位3～5次,每次按揉1～2分钟,以使耳穴局部有酸胀感为度,3日换贴1次。

适应证:急性咽炎。

处 方 2

取穴:咽喉、扁桃体、肾上腺。

操作:按照常用耳穴示意图,找到所选取的耳穴,局部皮肤常规消毒后,用0.5厘米×0.5厘米大小的胶布,把王不留行分别贴压于上述耳穴上。双侧耳穴交替贴压,3 日换贴 1 次,贴压期间每日自行揉捏穴位 5～6 次,每次按揉 1～2 分钟,以使耳穴局部有酸胀感为度,连续 2 周为 1 个疗程。

适应证:慢性咽炎。

处 方 3

取穴:咽喉、肺、神门、皮质下、内分泌。

操作:按照常用耳穴示意图,找到所选取的耳穴,局部皮肤常规消毒后,用 0.5 厘米×0.5 厘米大小的胶布,把王不留行分别贴压于上述耳穴上。通常双侧耳穴交替贴压,3 日换贴 1 次,贴压期间每日自行揉捏穴位 5～6 次,每次按揉 1～2 分钟,以使耳穴局部有酸胀感为度,连续 10 次为 1 个疗程。

适应证:慢性咽炎。

处 方 4

取穴:咽喉、耳屏、肝、肺、脾、耳尖、耳后静脉。

操作:按照常用耳穴示意图,找到所选取的耳穴,局部皮肤常规消毒后,用 0.5 厘米×0.5 厘米大小的胶布,把王不留行分别贴压于上述耳穴上(耳尖的耳后静脉宜用三棱针点刺放血 3～5 滴)。双侧耳穴同时贴压,贴压期间每日自行揉捏穴位 3～5 次,每次按揉 1～2 分钟,以使耳穴局部有酸胀感为度,3 日为 1 个疗程。

适应证:急性咽炎。

处方 5

取穴:咽喉、肺、神门、胃、内分泌、肾上腺、耳尖。

操作:按照常用耳穴示意图,找到所选取的耳穴,局部皮肤常规消毒后,用 0.5 厘米×0.5 厘米大小的胶布,把王不留行分别贴压于上述耳穴上。双侧耳穴交替贴压,贴压期间每日自行揉捏穴位 3～5 次,每次按揉 1～2 分钟,以使耳穴局部有酸胀感为度,3 日换贴 1 次。

适应证:急性咽炎。

处方 6

取穴:咽喉、肺、胃、肾、胆、小肠、大肠、三焦。

操作:按照常用耳穴示意图,找到所选取的耳穴,局部皮肤常规消毒后,用 0.5 厘米×0.5 厘米大小的胶布,把王不留行分别贴压于上述耳穴上。双侧耳穴交替贴压,3 日换贴 1 次,贴压期间每日自行揉捏穴位 3～5 次,每次按揉 1～2 分钟,以使耳穴局部有酸胀感为度,连续 2 周为 1 个疗程。

适应证:慢性咽炎。

处方 7

取穴:咽喉、肺、神门、肾、肝、内分泌。

操作:按照常用耳穴示意图,找到所选取的耳穴,局部皮肤常规消毒后,用 0.5 厘米×0.5 厘米大小的胶布,把王不留行分别贴压于上述耳穴上。双侧耳穴交替贴压,3 日换贴 1 次,贴压期间每日自行揉捏穴位 5～6 次,每次按揉 1～2 分钟,以使耳穴局部有酸胀感为度,连续 2 周为 1 个疗程。

适应证:慢性咽炎。

处方8

取穴:咽喉、扁桃体、皮质下、肺、肾、肾上腺。

操作:按照常用耳穴示意图,找到所选取的耳穴,局部皮肤常规消毒后,用 0.5 厘米×0.5 厘米大小的胶布,把王不留行分别贴压于上述耳穴上。双侧耳穴交替贴压,3 日换贴 1 次,贴压期间每日自行揉捏穴位 5~6 次,每次按揉 1~2 分钟,以使耳穴局部有酸胀感为度,连续 2 周为 1 个疗程。

适应证:慢性咽炎。

44. 应用耳针耳压法治疗咽炎应注意什么

为了保证耳针耳压疗法治疗咽炎安全有效,避免不良反应发生,在应用耳针耳压疗法治疗咽炎时,应注意以下几点。

(1)注意常规清洁消毒:在进行耳针耳压治疗时,应对耳郭皮肤、所用治疗针具、压料及施术者的双手进行常规消毒,以预防交叉感染及耳部感染的发生。如耳部出现感染者,应及时进行对症处理。

(2)恰当选取耳部穴位:应用耳针耳压疗法治疗急性咽炎、慢性咽炎时,要结合耳穴的功能及主治病症等,选择适当的耳穴进行针刺或贴压治疗。在耳穴处方确定后,可用探针、火柴头、针柄等,在选用的穴区内寻找反应点(压痛点)。

(3)注意治疗禁忌:耳针耳压疗法安全有效,并无绝对禁忌证,但对过度疲劳、衰弱、极度紧张、敏感,老年体弱者等,禁用耳针耳压疗法。耳部有炎症及冬季有冻疮者,均不宜采用耳针耳压疗法。对胶布、麝香止痛膏等贴用材料过敏者,也不宜用耳针耳压疗法。

(4)耳压者宜定时刺激:应用耳压疗法治疗者,在贴压耳穴期间应每日定时按压耳穴,要求手法轻柔、适度、节律均匀,按压后以有酸、麻、胀、痛、灼热的感觉为宜,严防手法力度过重损伤耳部皮肤。

(5)耳针者注意防晕针:耳针疗法虽然刺激较轻,但也可发生晕针,所以应注意晕针的预防和处理。初次接受耳针治疗和精神紧张者,应先做好思想工作,消除顾虑,正确选择舒适持久的体位(尽可能采取卧位)。取穴不宜太多,手法不宜过重,过度饥饿、疲劳者不予针刺,一旦出现晕针,应及早进行处理。

(6)注意配合其他疗法:耳针耳压疗法治疗咽炎的作用有限,通常作为一种辅助手段,应在临床中注意与药物治疗、饮食调理、起居调摄等治疗调养方法相配合,以发挥综合治疗的优势,提高临床疗效。

45. 如何用穴位埋线治疗慢性咽炎

穴位埋线疗法是将医用羊肠线埋植在选定的穴位内,利用羊肠线对穴位的持续性刺激作用以治疗疾病的一种独特疗法。穴位埋线疗法多用于慢性支气管炎、哮喘、慢性胃炎、胃溃疡、面瘫、遗尿等多种疾病的治疗、也是治疗慢性咽炎行之有效的方法之一。急性咽炎患者不宜使用。用于治疗慢性咽炎的穴位埋线方法有多种,下面介绍几种,以供参考。

(1)天突穴埋线法

取穴:天突。

操作:患者取仰卧位,选取天突穴,充分暴露局部皮肤,常规消毒后,用一次性医用9号灭菌注射针头,28号灭菌毫针作针芯。选用"2-0"号长1.5厘米左右的已消毒的医用羊肠线,将肠线放入9号针头内,以针芯固定。治疗时左手拇、食指绷紧进针部位皮肤,右手持针,直刺0.2寸,然后将针尖与皮肤成45°,沿胸骨柄后缘向下刺入穴位0.8~1寸,缓慢推线退针,出针后用消毒棉球按压片刻,创可贴固定。15日1次,4次为1个疗程。

适应证:慢性咽炎。

(2)关元、足三里穴埋线法

取穴:关元、足三里。

操作:患者取仰卧位,选取关元、足三里穴,充分暴露局部皮肤,常规消毒后,取一段2厘米长的消毒1号羊肠线,置于12号腰椎穿刺针内,左手拇、食指绷紧或提起进针部位皮肤,右手持针,迅速刺入皮下,再将针缓慢刺入适当深度,得气后,边推针芯,边退针,将线体留于穴位内。出针后用消毒棉球按压片刻,并用医用输液贴固定。10日1次,3次为1个疗程,1个疗程无效者改用其他治疗方法。

适应证:慢性咽炎。

（3）廉泉、足三里为主穴埋线法

取穴：廉泉、足三里。阴虚肺燥者，加肺俞、肾俞；肺脾气虚者，加肺俞、脾俞；痰热蕴结者，加阴陵泉、丰隆、脾俞。

操作：患者取俯卧或仰卧位，选取廉泉、足三里等穴，充分暴露局部皮肤，常规消毒后，取一段1～2厘米长的消毒"2-0"号羊肠线，置于埋线针针管的前端，用镊子将线体推入针管，注意线体一定要完全置入针内，不可露在针尖外面。根据进针部位的不同，左手拇、食指绷紧或提起进针部位皮肤，右手持针，迅速刺入皮下，并根据穴位解剖特点，进一步伸入到穴位适宜深度。在获得针感后，边推针芯，边退针管，将线体植入穴位的皮下组织或肌肉层。出针后用消毒棉球按压片刻，并用医用输液贴固定。

适应证：慢性咽炎。

46. 如何用提刮痧法治疗慢性咽炎

提刮痧疗法分为提痧疗法和刮痧疗法，具有疏通气血、发汗解表、舒筋活络、调理脾胃等功效。用此疗法能促使周身气血流畅，逐邪外出，并作用于循环系统，使血液回流加快，循环增强，淋巴液的循环加快，新陈代谢旺盛。提刮痧疗法也是治疗慢性咽炎的重要方法之一，具有方便简单易行，不良反应小，疗效明显等特点，尤其是在不能及时服药或不能进行其他治疗方法时，更能发挥其独特的效用。

（1）提痧疗法：用食指和中指，或食指和拇指提捏患者之皮肉，使皮下显现紫红色痧疹，每日1次。提捏部位为后发际至大椎穴之间的部位、颈前中线喉结上下的部位、双侧曲泽穴的部位,两目内眦之间的鼻根部位。

(2)刮痧疗法:刮痧疗法是用边缘光滑的嫩竹板、瓷器片、小汤匙、铜钱、硬币、牛角片、玉片等物蘸食油或清水,在体表部位进行由上而下、由内向外反复刮动,用以治疗有关的疾病。

慢性咽炎刮治的部位包括颈前喉结上下的部位、颈内侧两线(颈前喉结旁开 1.5 寸自上而下两线),颈外侧两线(双侧胸锁乳突肌)或项后发际至大椎穴之间的部位。同时还可刮后背的膀胱经,即从大椎穴往下,沿着脊柱两旁至命门穴以下。

刮治操作时,患者充分暴露须刮治的部位,操作者用右手拿取操作工具,蘸植物油或清水后,在确定的体表部位,轻轻向下顺刮或从内向外反复刮动,逐渐加重。刮时要沿同一方向刮,力量要均匀,采用腕力,一般刮 10~20 次,以出现紫红色斑点或斑块为度。

刮痧治疗一般每次 20 分钟左右,或以患者能耐受为度。刮痧的条数多少,应视具体情况而定,一般每处刮 2~4 条,每条长为 2~3 寸即可。

(3)提刮痧疗法注意事项:凡刮治部位的皮肤有溃烂、损伤、炎症均不能刮痧疗法,如初愈也不宜采用。饱食后或饥饿时,以及对提刮痧有恐惧者,忌用此疗法。初次时试 3~5 下即见皮肤青紫而患者不觉痛者,为本疗法适应证,如见皮肤发红,患者呼痛,则非本疗法适应证,应到医院诊治。

要掌握手法轻重,由上而下顺行,刮痧时要蘸植物油或清水,保持润滑,以免刮伤皮肤。提刮痧疗法的体位可根据需要而定,一般有仰卧、俯卧、仰靠、俯靠等,以患者舒适为度。治疗完毕后应擦干油或水渍,并在青紫处抹少量祛风油,让患者休息片刻。

47. 如何用简易按摩法治疗慢性咽炎

(1)患者解开衣领,仰头伸颈,操作者以手蘸盐水提拧推擦患者颈部两侧之胸锁乳突肌,动作要快,反复30～50下,至皮肤呈紫红色为止,应随时以盐水扑打施术部位,以免损伤皮肤。一般隔日1次,通常1次即可减轻症状,可视病情连用3～5次。

(2)患者取适当的体位,充分暴露需按摩部位皮肤,顺着经脉方向,以拇指、手掌等轻揉、轻压肾俞、肝俞、腰俞、命门、志室、涌泉穴。每次选取2～3个穴位,每日或隔日1次。

(3)患者取坐位,操作者站其身后,先用双手拇指偏峰施偏峰一指禅推法于双侧风池穴约2分钟,然后改用右手拇指指腹按揉风府穴约2分钟,接着拿双侧肩井穴5～10次。之后患者仍取坐位,操作者站在患者右侧,选用一手食指指腹轻轻地按揉天突穴1分钟,随后用一手拇、食两指指腹轻揉喉结周围约2分钟,再用一手拇指指端按双侧曲池、合谷穴,每穴各1分钟。通常每日1次。

(4)先用患者本人的拇指、食指、中指揉咽喉两侧20～30遍,再用拇、食指捏掀咽喉部皮肤20～30遍,使局部发红,咽喉部发热为佳,最后按压翳风、天突、合谷穴各1分钟,即可结束治疗。每日早晚各1次。

48. 如何用体穴自我按摩法治疗咽炎

（1）患者取坐位,用一手食指指腹勾点天突穴约1分钟。

（2）患者取坐位,用一手拇指、食指轻拿揉喉结周围约2分钟。

（3）患者取坐位,用一手拇指、食指轻按揉两侧人迎穴约1分钟。

（4）患者取坐位,患者取坐位,用拇指反复点擦大椎穴约1分钟。

（5）患者取坐位,用一手拇指指端按揉双侧曲池穴约1分钟。

（6）患者取坐位,用一手拇指指端按揉双侧合谷穴约1分钟。

（7）患者取坐位,慢性咽炎者,用一手拇指指端按揉双侧足三里穴约1分钟。

（8）患者取坐位,慢性咽炎者,用一手拇指指端按揉双足底之涌泉穴约1分钟,并以手掌小鱼际擦足心。

（9）患者取坐位,咽炎急性发作者,用一手拇指和食指蘸少许香油或水,捏住喉结周围皮肤,将其提拉,反复多次,至局部皮肤成紫红色。

（10）咽喉肿痛伴有颧红、唇赤、头晕、耳鸣、虚烦不眠、腰膝酸软、手足心热等症状者,加揉擦志室穴30秒钟,加揉关元穴 30 秒钟,加拿内关穴 30 秒钟,加拿外关穴 30 秒钟,加拿太溪穴 30 秒钟,加拿按昆仑穴 30 秒钟,加掐太冲穴 30 秒钟。

(11)咽喉肿痛伴有胸闷、两胁胀痛、声音嘶哑、喉部微痛等症状者,加揉膻中穴 30 秒钟,摩中脘穴 30 秒钟,擦章门穴 30 秒钟,按合谷穴 30 秒钟,按揉尺泽穴 30 秒钟,拿内关穴 30 秒钟,拿外关穴 30 秒钟。

(12)咽喉肿痛伴有咽干口燥、喉痒、咳嗽、痰稠、精神疲惫者,加按揉尺泽穴 30 秒钟,加掐揉太渊穴 30 秒钟。

体穴自我按摩法适用于各种原因引起的咽炎,每日 1～2 次,连续 7～10 日为 1 个疗程。

49. 如何用耳部自我按摩法治疗咽炎

耳部自我按摩法简单易行,适用于各种原因引起的咽炎,以上耳穴每次治疗 1 分钟,每日 1～2 次,连续治疗 7～10 日为 1 个疗程。用拇指指甲点掐耳尖,屈指搓摩轮 1～轮 6,食指按压耳穴肾上腺,食指按压耳穴咽喉,食指按压耳穴心,指甲推耳穴肺,食指按压耳穴口,食指按压耳穴胃,食指捏揉耳穴扁桃体,食指按压下耳根。

50. 如何用推拿颈前五线配合点穴治疗慢性咽炎

颈前五线包括外侧线两条、内侧线两条和中线。外侧线指双侧胸锁乳突肌,内侧线指颈前喉结旁开 1.5 寸自上而下两线,中线即气管正中线。点穴之穴位则主要取风府、天突、气舍、廉泉、阿是穴。

　　慢性咽炎是以咽部干痒、异物感、梗塞不适为突出表现的病症。中医学认为,咽部与胃、肺、肾、任、督等经脉有密切联系,任督二脉调阴阳,肾之脉系舌本,使肾水上达以濡养于喉,胃经过喉旁,大肠经络肺经,与喉咙相连。若以上经络不调,气血不和,就会引起咽部不适。颈前内侧线为胃经所过,外侧线为大肠经所过,揉拿内、外侧线可以通达气机而利咽喉;气管正中线为任脉所敷布,推揉此线,可使津液上承,阳气顺畅。风府穴属督脉,廉泉、天突穴属任脉,点揉上述穴位可顺接阴阳;气舍穴属胃经,点揉此穴可调畅咽喉部气机;阿是穴为痰瘀凝结之处,点揉后可以祛瘀散结。用推拿颈前五线配合点穴的方法治疗慢性咽炎,具有疏经活络,调理阴阳之作用,能有效改善慢性咽炎患者咽部干痒、异物感、梗塞不适等症状。

　　治疗时患者取仰卧位,医者坐于患者头位偏右侧方,用右手拇指与食指、中指相对,轻柔着力,由外侧向内侧、自上而下揉拿颈前外侧线及内侧线 10～15 分钟,然后用一指禅推法自下而上推揉前中线 5 分钟。在推揉过程中,如患者口中有痰涎涌出让其自行吐出,切勿咽下。推揉完毕,用一指禅推法推左侧气舍穴经天突穴至右侧气舍穴,每穴 1 分钟;颤点风府、廉泉穴各 1 分钟。然后在颈前咽喉周围寻找压痛点(阿是穴),对发现的痛点逐一用一指禅法推揉 1～2 分钟。

通常隔日推拿 1 次,2 周为 1 个疗程。每个疗程之间不需休息,可治疗 3 个疗程。

推拿颈前五线配合点穴治疗慢性咽炎,选自湖北中医杂志 2006 年第 4 期,深圳市中医院朱其广、叶兵用此法治疗慢性咽炎 62 例,经 1～3 个疗程治疗,治愈 31 例,显效 14 例,有效 16 例,无效 2 例,取得了较好的疗效。

51. 如何用自我按摩四法和家庭保健按摩法治疗咽炎

(1)自我按摩四法:按摩的作用是疏通经络,活血化瘀,消炎散肿,使"通"则不痛。自我按摩四法包括"一抹""二摇""三点""四擦"。运用此法治疗咽炎,方法简单易行,无不良反应,是家庭自我按摩治疗调养咽炎的良法。下面是其具体操作方法:一抹,即抹喉结 100 次;二摇,即摇喉结 100 次;三点,即点合谷穴 100 次;四擦,即擦涌泉穴 100 次。通常这四种方法配合应用,在不服药的情况下,如此反复按摩,1～2 日就能有效,少数顽固者可加用吹药或含片等,以提高疗效。

(2)家庭保健按摩法:家庭保健按摩法是治疗调养慢性咽炎行之有效的方法,操作时用拇指及食指沿内侧两线(颈前喉结旁开 1.5 寸自上而下两线)自上而下推抹 50 遍;用拇指及食指沿外侧两线(双侧胸锁乳突肌)自上而下推抹 50 遍;接着用一指禅推法自下而上推揉颈前中线 50 次;用拇指按揉廉泉穴 50 次;用拇指、食指同时按揉两侧人迎穴 50 遍;

用一指禅按揉天突穴 50 遍(此处按揉时需注意指端不可水平向内按压,须与穴位成 40°斜向按揉,避免刺激气管,引起反射性咳嗽);用拇指、食指对合谷穴进行对捏按揉,左右各 50 遍。通常每日按摩 1 次,2 周为 1 个疗程。

52. 治疗咽炎常用的拔罐处方有哪些

处方 1

取穴:大椎、胸骨上 1/3 处。

操作:患者取适当的体位,充分暴露需拔罐处皮肤,局部常规消毒后,先用闪火法在大椎穴处拔火罐,再用闪火法在胸骨上 1/3 处拔火罐,每次留罐 10～15 分钟。

适应证:急性咽喉炎。

处方 2

取穴:大椎。

操作:患者取适当的体位,充分暴露大椎穴处皮肤,局部常规消毒后,先用毫针快速进针 2～3 毫米,不留针,然后取不易传热之物,如橘皮、土豆片等,消毒后置于大椎穴部位,上面放一小酒精棉球,点燃后将火罐扣上即可。每次留罐 10～15 分钟,每日拔罐 1 次,可连续治疗 5～7 次。

适应证:急性咽炎、慢性咽炎。

处方 3

取穴:大椎、耳尖。

操作:患者取适当的体位,充分暴露大椎穴处皮肤,局部常规消毒后,用1.5寸毫针强刺激泻法针刺,取得针感后在针上拔火罐,留罐10～15分钟,至皮肤出现紫红色瘀血后起罐拔针。然后用手揉捏耳郭至充血发红,再将耳尖进行常规消毒,用三棱针点刺后挤出数滴血。每日或隔日1次,6次为1个疗程。

适应证:慢性咽炎。

处方4

取穴:第一组取大椎、肺俞、肝俞;第二组取身柱、风门、心俞。

操作:患者取适当的体位,充分暴露需拔罐处皮肤,局部常规消毒后,先用三棱针在选取的穴位处点刺3下,用闪火法将大小合适的罐具吸拔于点刺的穴位上,使之微量出血。通常每次留罐10～15分钟,然后起罐,擦净血迹,以上两组穴位每次选取一组,两组交替使用,隔日1次。

适应证:急性咽炎。

处方5

取穴:足太阳膀胱经的大杼至膀胱俞、督脉的大椎至腰俞。

操作:患者取适当的体位,充分暴露需拔罐处皮肤,局部常规消毒后,在背部涂适量的润滑油,选择大小合适的火罐,用闪火法将罐具吸拔于背部,然后轻轻地沿着膀胱经和督脉的穴位来回推拉火罐,至皮肤出现红色瘀血现象为止,起罐后擦净皮肤上的油迹。每次10～20分钟,每周1～2

次,5 次为 1 个疗程。

适应证:慢性咽炎。

处方 6

取穴:大椎、肺俞、肝俞、少商、商阳。

操作:患者取适当的体位,充分暴露大椎、肺俞、肝俞穴处皮肤,局部常规消毒后,每穴用三棱针点刺 2～3 下,立即在所点刺的穴位用闪火法拔罐,留罐 10～15 分钟,拔出血液 1～5 毫升,起罐后擦净皮肤上的血迹。少商、商阳穴进行常规消毒,每穴用三棱针点刺 1 下,挤出数滴血液,至血液由紫红变为淡红为止。隔日 1 次,6 次为 1 个疗程。

适应证:慢性咽炎。

53. 拔罐治疗咽炎应注意什么

(1)患者要选择舒适、适当的体位,拔罐过程中不能移动体位,以免罐具脱落;要根据不同部位选择不同口径的罐具,注意选择肌肉丰满、富有弹性、没有毛发及局部平整的部位,以防掉罐,拔罐动作要稳、准、快。

(2)要注意拔罐的禁忌证,凡高热抽搐、皮肤过敏、皮肤有溃疡、水肿及大血管相应的部位不宜拔罐,孕妇的腹部和腰骶部也不宜拔罐,常有自发性出血或损伤后出血不止的患者也不宜使用拔罐法。

(3)在拔罐治疗时,应进行严格消毒,防止感染及乙型肝炎等传染病的发生。拔罐时要保持室内温暖,防止受凉感冒;拔罐后应避免受凉和风吹,注意局部保暖。

(4)坐罐时应注意掌握时间的长短,以免起疱;起罐时应以指腹按压罐旁皮肤,待空气进入罐中,即可取下,切忌用力硬拔。如果上次拔罐后局部出现的瘀血尚未消退,则不宜在原处再拔罐。

(5)拔罐后局部皮肤出现发红、发紫属于正常现象,可在局部轻轻按揉片刻,不必特殊处理;如果局部皮肤出现小的破溃,也可不做特殊治疗,但应注意保持局部皮肤的清洁与干燥,防止发生细菌感染;对于较大的皮肤糜烂破溃,应将局部消毒处理后,用消毒的纱布敷盖,松轻包扎,避免感染化脓。

(6)拔罐疗法治疗咽炎的作用有限,临证时应注意与药物治疗、饮食调养等其他治疗调养方法配合应用,以提高疗效。

54. 药物敷贴法能治疗咽炎吗

药物敷贴法是把中草药经加工处理,在人体体表某一部位外敷或贴穴,使外敷药物通过肌肤吸收或借助对穴位、经络的刺激作用来治疗疾病的一种外治方法。药物敷贴法历史悠久,在远古时代,人们就已应用泥土、草根、树皮等外敷伤口,春秋战国时期的《周礼·天官》就记载了运用外敷药物治疗疮疡的方法,《五十二病方》则记载有多种外敷方剂治疗创伤、外病等。时至清代,吴师机的《理瀹骈文》则集敷贴疗法之大成,标志着药物敷贴法的临床应用达到了较为完善的水平。现今药物敷贴法更是广泛应用于内科、外科、妇科、儿科、耳鼻咽喉科、伤科等的许多疾病中,敷贴的方法也由单纯的天然药物外敷,发展为离子导入、与磁电结合等方法,加强了药物敷贴法的治疗效果。

药物敷贴法以取材简单、方便实用、价格低廉、不良反应较少、适应证广泛而著称,不仅可治疗所敷部位的病变,也可通过经络"内属脏腑,外络肢节,沟通表里,贯通上下"的作用,选择针对疾病的经络穴位,治疗全身性疾病。药物敷贴法确实能治疗咽炎,药物敷贴所用中草药不经消化道吸收,其治疗咽炎的疗效独特,通过适当的药物外敷相关部位或穴位,可调整脏腑功能,调和阴阳气血,收到清热解毒、润喉利咽、消肿止痛、止咳化痰、疏肝解郁、滋阴平肝、宣肺止咳、滋阴降火等多种功效,有助于改善或消除咽炎患者咽部疼痛、干燥、异物感等诸多症状,促使咽炎顺利康复,防止病情反复。

55. 急性咽炎常用的药物敷贴处方有哪些

处方1

配方:独头大蒜1头。

用法:将独头大蒜捣烂如泥,每次取蒜泥如豌豆大,敷于经渠穴上,外用胶布固定。5～6小时后去掉,皮肤起水疱,按常规方法处理,以防敷贴处感染。

适应证:急性咽炎。

处方 2

配方:牛黄解毒片 5 片。

用法:将牛黄解毒片压碎,研成细末,用 75% 乙醇调成糊,敷贴于喉结旁,外用胶布固定。通常敷贴于喉结一侧,12 小时后敷贴于另一侧,5 日为 1 个疗程。

适应证:急性咽炎。

处方 3

配方:斑蝥适量。

用法:将斑蝥研为细末,取药末少许,置于普通膏药中心,贴于两侧人迎穴,外用胶布固定。3～4 小时后即可去掉,局部起水疱,按常规方法处理,以防敷贴处感染。

注意:伴有肾病的患者禁用。

适应证:急性咽炎。

处方 4

配方:吴茱萸 10 克,食醋适量。

用法:将吴茱萸研为细末,用食醋调成糊,敷贴于双侧涌泉穴,外用伤湿止痛膏固定。每日换药 1 次,5 次为 1 个疗程。

适应证:急性咽炎。

处方 5

配方:怀牛膝、山豆根、黄柏、牡蛎、绿豆各等份,鸡蛋清、蜂蜜各适量。

用法:将怀牛膝、山豆根、黄柏、牡蛎、绿豆共研为细末,贮瓶中备用。每次取药末适量,用鸡蛋清、蜂蜜调成糊,敷贴于风池穴,外用纱布覆盖,胶布固定,每日换药1次。

适应证:急性咽炎。

处 方 6

配方:牛黄解毒片5片,食醋适量。

用法:将牛黄解毒片压碎,研为细末,用食醋调成糊,敷贴于双侧涌泉穴,外用伤湿止痛膏固定。每日换药1次,5次为1个疗程。

适应证:急性咽炎。

处 方 7

配方:喉症丸5粒。

用法:将喉症丸用75％乙醇调成糊,分别敷贴于天突、大椎、曲池、合谷穴,外用胶布固定,每日换药1次。

适应证:急性咽炎。

56. 慢性咽炎常用的药物敷贴处方有哪些

处 方 1

配方:六神丸5粒。

用法:将六神丸用水浸湿,置于创可贴上,对准肝俞、脾俞、胃俞、肾俞、太溪、大椎、天突、肺俞、列缺穴,贴紧即可。每次选取4～5个穴位,上述穴位交替使用,隔日更换1次穴位,6次为1个疗程。

适应证:慢性咽炎。

217

处 方 2

配方:喉症丸5粒。

用法:将喉症丸用水浸湿,置于创可贴上,对准廉泉、大椎、肺俞、列缺、照海、三阴交、足三里穴,贴紧即可。每次选取4~5个穴位,上述穴位交替使用,隔日更换1次穴位,10次为1个疗程。

适应证:慢性咽炎。

处 方 3

配方:生附子、吴茱萸各30克,食醋适量。

用法:将生附子、吴茱萸共研为细末,装瓶中备用。每次取药末15克,用食醋调成糊,于每晚睡前敷贴于双侧涌泉穴,外用纱布覆盖,胶布固定,每日换药1次。

适应证:慢性咽炎。

处 方 4

配方:紫金锭30克。

用法:将紫金锭用食醋调成糊,分成4份,分别敷贴于天突、廉泉、天容(双侧)穴,外用伤湿止痛膏胶布固定。每日换药1次,连敷7日。

适应证:慢性咽炎。

处 方 5

配方:紫金锭30克,参三七15克,食醋适量。

用法:将参三七研为细末,与紫金锭充分混合,然后用食醋调成糊状,分成3份,敷于颈前喉结上方凹陷处,外用纱布覆盖,胶布固定。隔日换药 1 次,5～10 次为 1 个疗程。

适应证:慢性咽炎。

处 方 6

配方:消炎止痛膏。

用法:选准廉泉穴,取消炎止痛膏 1 张,紧贴该穴,24 小时换贴 1 次,可连贴 3 次,若不愈,间隔 3 日后可重复使用。

适应证:慢性咽炎。

处 方 7

配方:肉桂 10 克,食醋适量。

用法:将肉桂研为细末,用食醋调成糊状,敷贴于双侧涌泉穴,外用伤湿止痛膏固定。晚上睡前敷贴,次日晨起去掉,10 次为 1 个疗程。

适应证:慢性咽炎。

57. 药物敷贴法治疗咽炎应注意什么

为了保证药物敷贴法治疗咽炎安全有效,避免不良反应发生,在应用药物敷贴法治疗咽炎时,应注意以下几点。

(1)注意局部消毒:敷药局部要注意进行清洁消毒,可用 75％乙醇做局部皮肤擦拭,也可用其他消毒液洗净局部皮肤,然后敷药,以免发生感染。

(2)做到辨证选药:外敷药和内服药一样,也应根据病情的不同辨证选药,抓着疾病的本质用药,方能取得好的治疗疗效,切不可不加分析地乱用。药物敷贴法必须在医生的指导下,掌握操作要领和注意事项,根据药物敷贴法的适应证选择患者,严禁对有敷贴禁忌证者进行药物敷贴治疗。

(3)正确选穴敷药:在应用穴位敷药时,所取穴位不宜过多,每穴用药量宜小,贴敷面积不宜过大,时间不宜过久。要注意外敷药物的干湿度,过湿容易使药糊外溢,太干又容易脱落,一般以药糊为稠厚状有一定的黏性为度。

(4)重视不良反应:一些刺激性较大或辛辣性的药物对皮肤有一定的刺激作用,可引起局部皮肤红肿、发痒、疼痛、起疱等不良反应;有些患者敷药后还可出现皮肤过敏等现象,还有些患者对胶布或伤湿止痛膏过敏。对这些患者应及时予以对症处理,或改用其他治疗方法。敷贴部位皮肤有破损者及伴有其他严重疾病者,不宜采用敷贴疗法。

(5)注意配合他法:药物敷贴疗法治疗咽炎的作用有限,临床中应注意与药物治疗、饮食调理等其他治疗调养方法配合应用,以发挥综合治疗的优势,提高疗效。

58. 如何用中药雾化吸入法治疗急性咽炎

中药雾化吸入治疗咽炎,可使药物直达病所,具有较好的临床疗效,不过需要注意的是和中医汤剂内服一样,中医雾化吸入也需要辨证用药。在各中医院及卫生所,绝大多数都自备有用于雾化吸入的中药方剂,下面介绍几种用于治疗急性咽炎的雾化吸入方及其使用方法。

方 法 1

药物组成：清开灵注射液 10 毫升，注射用水 10 毫升。

应用方法：清开灵注射液 10 毫升，调入注射用水，置于超声雾化吸入器中，患者张口对正雾化孔，进行雾化吸入治疗。每次 30 分钟，每日 2 次，连续 3～7 日。

功能主治：清热解毒，利咽消肿止痛。主治急性咽炎。

方 法 2

药物组成：金银花、麦冬、桔梗、甘草、连翘、菊花、板蓝根各 15 克，冰片 1.5 克。

应用方法：将上药水煎去渣取汁，浓缩至 250 毫升，装瓶备用。治疗时，将制备好的药液 40 毫升放入雾化吸入器药杯中，患者端坐，进行雾化吸入治疗。每日 1～2 次，每次 15～30 分钟，连续 3～7 日。

功能主治：疏散风热，解毒利咽，生津润肺。主治急性咽炎。

方 法 3

药物组成：双黄连粉针剂 1 支，地塞米松注射液 1 支 5 毫升，生理盐水 20 毫升。

应用方法：双黄连粉针剂加入生理盐水，配制成双黄连溶液，另加入地塞米松注射液，置于超声雾化吸入器中，进行雾化吸入治疗。每次 15～30 分钟，每日 1 次，1 周为 1 个疗程。

功能主治：清热解毒，消肿止痛。主治急性咽炎。

方法 4

药物组成:山豆根、连翘、玄参、桔梗、牛蒡子、射干、白芍、板蓝根各 15 克,甘草 6 克。

应用方法:将上药水煎去渣取汁,浓缩至 250 毫升,装瓶备用。治疗时,将制备好的药液 40 毫升放入雾化吸入器药杯中,患者端坐,进行雾化吸入治疗。每次 15～30 分钟,每日 1～2 次,连续 3～7 日。

功能主治:清热解毒,利咽止痛。主治急性咽炎。

59. 如何用中药雾化吸入法治疗慢性咽炎

方法 1

药物组成:枇杷叶、玄参、麦冬各 30 克。

应用方法:将上药水煎去渣取汁,浓缩至 100 毫升,装瓶备用。治疗时,将制备好的药液 20 毫升放入雾化吸入器药杯中,患者端坐,进行雾化吸入。每次 15～30 分钟,每日 1 次,1 周为 1 个疗程。

功能主治:滋阴清热,化痰利咽。主治慢性咽炎。

方法 2

药物组成:金银花、麦冬、桔梗、甘草、生地黄、乌梅、胖大海、枳壳各 15 克,冰片 1.5 克。

应用方法:将上药水煎去渣取汁,浓缩至 250 毫升,装瓶备用。治疗时,将制备好的药液 40 毫升放入雾化吸入器药杯中,患者端坐,进行雾化吸入。每次 15～30 分钟,每日

1～2次,连续7～14日。

功能主治:解毒利咽,生津润肺。主治慢性咽炎。

方法 3

药物组成:玄参20克,大青叶、金银花各15克,牛蒡子10克,薄荷9克,桔梗、甘草各6克。

应用方法:将上药水煎去渣取汁,浓缩至250毫升,装瓶备用。治疗时,将制备好的药液40毫升放入雾化吸入器药杯中,患者端坐,进行雾化吸入。每次15～30分钟,每日1～2次,连续7～14日。

功能主治:清热解毒,化痰利咽。主治慢性咽炎。

方法 4

药物组成:半夏、黄柏、蒲公英、生石膏、板蓝根、射干、甘草、乌梅各30克,薄荷(后下)、硼砂各20克,细辛10克。

应用方法:将上药加水800毫升,水煎2次,将2次药液混合,浓缩至300毫升,装瓶备用。治疗时,将制备好的药液25毫升放入雾化吸入器药杯中,患者端坐,进行雾化吸入。每次15～30分钟,每日1次,7日为1个疗程。

功能主治:清热解毒,化痰利咽。主治慢性咽炎。

60. 如何运用口型运动治疗咽炎

咽炎是一种常见的上呼吸道炎症,患者以咽痛、咽痒、声音嘶哑、咽部异物感、频繁干咳等为突出表现,急性期若未及时治疗,往往转变为慢性。口型运动是一种很好的治疗调养方法,若能持之以恒,可以起到很好的治疗作用。

(1)张口型运动:口张大,上牙床向上,下颌骨使劲向下,口型大张,心里默念"啊"字。口腔内上腭使劲上挺,使上腭口腔悬雍垂尽量向上提起,口舌在口腔内做自然伸缩运动。通过这样的反复张口闭口,使患者咽部得到伸拉运动。

(2)收口型运动:张口型运动以后,变为收口型,心里默念"嗷"字。两腮里塌,口腔变窄,腔内上腭悬雍垂部分向上提起,下颌骨微向下拉开。舌在口腔内做自然伸缩运动。通过收口型运动,使咽部上下左右都随之运动。

(3)咧口型运动:咧嘴时,心里默念着"一"字,口型像"一"字,运动时牵动整个颈部肌肉,口腔也随口型变化而扯动,舌贴下牙床一上一下地使劲挤下牙床。通过这项运动,可使舌根得以充分活动,促进血液循环。

(4)错口型运动:在微微张开小口以后,下颌骨由右向左移动错开,形似老牛反刍。由右向左移动数次后,再由左向右移动数次。通过这种口型运动,使两侧咽壁受到牵动。

(5)嗫口型运动:小口型似小孩嗫奶状,运动时两腮往里抽,嘴像幼儿嗫奶。舌在口内形成条状蜷起,贴上腭一伸一缩运动,对上腭及咽形成运动按摩。这样运动出口水以后,将口水徐徐咽下,以润其喉。

(6)闭口型堵气运动:将又唇紧闭,而后在口内鼓气。由于双唇紧闭,故可使气流冲击咽部,以气对整个口腔和咽部进行按摩,使口内产生大量津液,将这些津液徐徐咽下,以润咽喉。这样运动可使咽部干涩感消除。

以上方法如果每日坚持运动 3～4 次,就可使咽部炎症逐渐得到改善。

61. 怎样运用气息训练疗咽法和肺肾呼吸法调治慢性咽炎

(1)气息训练疗咽法:气息训练疗咽法分放松入静、意守、叩齿和搓涌泉 4 个部分。

①放松入静时,取仰卧位,口目轻闭,舌轻抵上腭如发"舔"音之状,手平放体侧,呼吸自然平缓细长。借呼吸放松身体各部,吸气时心想"静"字,呼气时心想"松"字,并放松身体的一部分,一次呼吸放松一个部位。放松部位的顺序是头、颈、肩、肘、手腕、手指、胸、腹、腰、胯、膝、脚踝、脚掌和脚趾。病在口内,因此头部(特别是口内)一定要完全放松,一次没有放松可再吸气重新呼气放松之。

②身体放松后开始意守,先守涌泉穴数分钟,只要身体放松,片刻后脚跟、小腿,甚至大腿可能会有酸、麻、胀感。若无此感,亦不必刻意追求。意守丹田或整个小腹数分钟,这时腹内常会作响。

③意守毕,轻轻叩齿 72 次。叩毕,以口中唾液分数口轻轻咽下,以意引入丹田。

④咽津毕,起坐于床上,以右手搓左脚之涌泉穴 72 次,再以左手搓右脚之涌泉穴 72 次,结束治疗。

(2)肺肾呼吸法:肺肾呼吸法包括肺四气法和肾吹气法。

①肺四气法。可先做咽津法，然后两手上举，用口呼鼻吸，呼气时配合默念"四"字，同时胸部略用力收缩。

②练习肾吹气法。则宜取坐式，双手抱膝，静坐数分钟，心神宁静后，用口呼鼻吸，呼气时配合默念"吹"字，注意吸气宜深，吹气宜慢，可反复做。

62. 怎样运用"赤龙搅海"气息训练法调治慢性咽炎

"赤龙搅海"气息训练法将"赤龙搅海"与气息训练有机结合起来进行锻炼，坚持练习对调和气血运行，增强体质，增强机体抗病能力大有好处，也是调治慢性咽炎的有效方法。

练习时身体正直，两脚分开与肩同宽，膝稍屈，百会顶天，项直，沉肩，含胸拔背，左手里、右手外相叠置于气海穴，闭口，舌抵上腭，微闭眼，自然呼吸。全心入静，排除一切杂念，意守丹田。入静后，将舌在口中连续不停地搅动，此谓"赤龙搅海"，使口中唾液不断地增加分泌，待唾液满口时，分3次随气除除咽下，并用意念送至丹田。此时的唾液不同于一般唾液，古人称之为"琼浆""甘露""金津""玉液"。吞咽此"华池之水"（津液），将使"玉液"还丹，有"炼津化精"之功。如此法反复练习6次。之后双手合十，置于鼻前，以两手拇指扣住下颌，微张嘴，放松下颌，意念从丹田移守涌泉穴，然后将相合着的双手向前、向上不停地颤动，使放松的下颌随手的颤动而一松一合，带动下牙叩击上牙，发出"叩、叩"之声响，一般以每分钟 120 次左右的速度为宜。随着上下牙的不断互叩和双唇的颤动，一股津液从舌根下源源不断地聚积于口中，待到津液满口时，仍以上法分 3 次随气除除咽下，并用意念送至丹田。如此重复全套动作 3 次，最后用双手搓面摩头各 36 下，结束治疗。

63. 怎样运用三条线气息训练法调治慢性咽炎

慢性咽炎病程较长，常因患者体质虚弱而不易根治或容易复发。同时，有些人还患有胃肠道疾病，可能难以坚持服用治疗咽炎的药物。气息练习与训练能调和气血，扶正补虚，增强体质，只要有恒心坚持，对咽炎的防治很有益处。下面介绍调治慢性咽炎简单易行的三条线气息训练法。

取坐式或站式，心中默念"松"字，沿身体的前面、后面和两侧依次进行肌肉放松运动。操练第一条线（身体前面线）时，由头顶百会穴开始放松，然后向前运行到面部放松，再下行到颈部放松，继而依次进行胸部放松和腹部放松，再由腹部到两大腿前面肌肉放松，下行到两小腿前面肌肉放松及两足背放松，最后达到两脚趾放松。休息片刻后，再从头开始放松，练习放松运动一遍。操练第二条线（身体后面线）时，也由头顶百会穴开始放松，但向后运行放松后枕部及后颈部，再传达到背部肌肉放松及腰部肌肉放松，继而下达臀部肌肉放松，转到两大腿后面肌肉放松和两小腿后面肌肉放松，下行两脚跟放松，最后两脚底放松，然后在涌泉穴上意念放松 2～5 分钟,即完成第一遍。再重复进行第二遍。操练第三条线(身体两侧线)时,仍然由头顶百会穴开始放松,但向头顶两侧颞部运行,先使颞肌放松,继而两侧颈部肌肉放松和两肩部肌肉放松,再放松两上臂肌肉和两前臂肌肉,最后放松两手掌肌肉,然后意念松弛两手心劳宫穴 1～2 分钟,即完成第一遍,再重复练习第二遍。

64. 耐寒锻炼对身体健康有何益处

所谓耐寒锻炼,是指通过体育锻炼的方式,提高机体自我抵抗寒冷的能力,从而达到强身健体、防治疾病的目的。耐寒锻炼能给身体健康带来很多益处,主要表现在以下几个方面。

(1)有效提高机体抗病能力:耐寒锻炼是提高机体抗病能力行之有效的方法。有研究表明,冬泳者的免疫球蛋白 A、免疫球蛋白 C、免疫球蛋白 M 水平处于正常平均值的上限,尤其是免疫球蛋白 A 明显增加。有关机构曾对参加冬泳前后的人群做过年均感冒发生次数的统计,冬泳前 60 岁以下组为 3.8 次,60 岁以上组为 4.3 次;冬泳后 60 岁以下组无感冒,60 岁以上组仅有感冒 1 次,病程也明显缩短。耐寒锻炼还使得慢性鼻炎、鼻窦炎、咽喉炎、牙周炎、急慢性支气管炎等的发病率明显下降。

(2)提高心血管系统的功能:寒冷刺激下,皮肤血管收缩,大量血液进入内脏组织,使内脏器官血管扩张,继之皮肤血管扩张,大量血液又从内脏流入体表。这种一缩一张的"血管体操"使全身血管得到了锻炼,增强了血管弹性,还能扩张冠状动脉,从而改善了心脏代偿功能和工作能力,有助于防治心血管疾病,延缓衰老。

(3)提高神经系统调节功能:经常性的耐寒锻炼有助于改善大脑皮质下的体温调节中枢功能,增强人体反应灵敏性,一旦人体受到寒冷空气的刺激,大脑皮质能更快、更准确地调节身体的产热和散热过程,以保持体温恒定。同时,耐寒锻炼还能克服锻炼者的畏寒情绪,从心理上促使呼吸、血压、心跳产生良好反应,使身体产热增加以抵御寒冷。此外,耐寒锻炼还能相应提高颈、胸、腰等处脊神经对冷热刺激的传导功能,使人体内外协调一致,大幅度提高抗寒能力。

(4)提高机体的新陈代谢率:耐寒锻炼能加快体内物质代谢,使身体对胰岛素敏感性增强,糖原储备增多,对糖尿病的防治具有独特的效果。耐寒锻炼还使血液中纤维蛋白酶、脂肪酶活性增强,降低血液低密度脂蛋白、三酰甘油的含量及分解沉积在血管壁上的粥样硬化斑块,这对预防和减少脂质代谢异常、心肌梗死、脑卒中等大有好处。

(5)提高皮肤抗寒耐寒能力:耐寒锻炼还能有效提高皮肤抗寒耐寒能力。皮肤受到寒冷刺激5分钟后,坚持耐寒锻炼者的皮肤温度可较快地恢复正常,而一般人则需要10分钟左右。这是由于耐寒锻炼后体内产热量明显增加,显著提高了人体对寒冷的抵御能力。另外,也与耐寒锻炼后皮肤的感热与传导功能强有关。

65. 耐寒锻炼是预防急性咽炎和慢性咽炎急性发作的有效方法吗

每到寒冷季节，罹患急性咽炎者显著增多，同时不少慢性咽炎患者由于身体适应能力差，经受不住寒冷的刺激，时常受凉感冒，致使慢性咽炎急性发作，使咽喉疼痛不适、异物感、咳嗽等症状加重。有些慢性咽炎患者整天把自己关在屋子里，掩门闭窗，采取"猫冬"的办法，以此来避免遭受寒冷的侵袭。但是，这个办法往往不能达到预期的目的，结果还是稍有风吹草动，慢性咽炎就又急性发作。那么，怎样才能增强抗病抗寒能力，避免受凉感冒而少犯病呢？

有人将耐寒锻炼、戒烟、合理饮食、注意保护嗓子等比喻为预防急性咽炎、慢性咽炎的几张盾牌，而且将耐寒锻炼放在十分重要的位置。大量实践证明，进行适当的耐寒锻炼是预防急性咽炎和慢性咽炎急性发作的有效方法之一。耐寒锻炼的方法有很多，其目的是通过耐寒锻炼加强身体对外界温度变化的适应性，增强抗寒能力，有效预防感冒和急性咽炎和慢性咽炎急性发作。常用的耐寒锻炼方法有积极的室外耐寒锻炼、简易的耐寒按摩，以及适当的冷水锻炼，其中冷水锻炼包括一般冷水锻炼和冷水浴。

适当的耐寒锻炼能有效预防急性咽炎和慢性咽炎急性发作，患者可在医生的指导下，根据自己的具体情况，选择适宜的耐寒锻炼项目进行锻炼，并宜长期坚持，以达到满意的效果。

66. 咽炎患者进行耐寒锻炼的方法有哪些

（1）室外耐寒锻炼：积极的室外活动能改善身体健康状况，增强机体抗病能力，咽炎患者可采取早晚散步、呼吸新鲜空气、适当快走、慢跑、练习太极拳、练习祛病延年二十式等方式进行体育锻炼，增强耐寒能力。当然，室外活动要量力而行，要注意保暖，根据气温变化和锻炼情况及时增减衣服，活动后要及时擦干汗液，避免在风凉处消汗，以防受凉感冒。同时，急性咽炎患者应注意休息，室外耐寒锻炼最好在咽炎痊愈后进行。

（2）简易耐寒按摩：简易耐寒按摩是提高机体耐寒能力的有效方法，可用手摩擦头面部及上下肢的暴露部分，每日数次，每次数分钟，至皮肤微红为止。穴位按摩对预防感冒、急性咽炎、慢性咽炎急性发作和慢性支气管炎急性发作有肯定的疗效，可选用擦鼻梁、按摩风池穴、迎香穴的方法进行耐寒按摩。

①擦鼻梁。用两手食指擦摩鼻梁两侧，至有热感为止。

②按摩风池穴。用两手掌心或手指前端按摩两侧风池穴，每次按摩 30～60 下，每日 2～3 次。

③按摩迎香穴：用食指尖侧面轻轻揉按迎香穴 1～3 分钟，每日 2～3 次。

（3）适当冷水锻炼：通常把水温低于 20℃的水称为冷水。一般冷水锻炼就是用冷水洗手、洗脸、洗脚和揉搓鼻部，逐渐用冷水擦洗面部、颈部，通常每次 5～10 分钟，每日

1～2次,1个月后可逐渐擦洗四肢至全身,四季不断。冬季因寒冷可改为温水擦洗,并逐步向冷水浴过渡。

冷水浴是指在水温12℃～20℃的水中冲洗或擦浴。冷水浴有多种形式,作用最轻的是擦浴(冷水擦身),其次是冲浴(冷水洗身)、淋浴、盆浴,作用最强的是在低温下游泳(即冬泳)。冷水浴是冷水锻炼的特别形式,不仅可锻炼皮肤血管神经,加速血液循环,促进新陈代谢,同时也锻炼了高级神经系统和全身其他器官,提高它们适应客观环境变化的能力,所以冷水浴有强身健体、防病治病的作用。进行冷水浴要从简单的方式开始,先练习擦洗和冲洗,经相当长时间锻炼,身体逐渐适应后再进行淋浴和盆浴,冬泳则只限于有特殊训练的人。每次进行冷水浴前需先行温水擦身淋浴,然后逐渐降低水温,一般不要低于12℃。

67. 咽炎患者进行耐寒锻炼需注意什么

为了保证耐寒锻炼的安全有效,避免不良事件发生,咽炎患者在进行耐寒锻炼时,应注意以下几点。

(1)耐寒锻炼的方法有多种,咽炎患者可在医生的指导下有选择地进行耐寒锻炼,室外耐寒锻炼、简易耐寒按摩是最常用的耐寒锻炼方法。

(2)耐寒锻炼要从温暖的夏季或晚春开始,循序渐进,慢慢适应,坚持不懈,千万不可急于求成。不要突然用冷水洗脸或进行冷水浴,否则会适得其反。

(3)急性咽炎、慢性咽炎急性发作、感冒发热,或患有其他急性疾病时,要停止冷水锻炼,尤其是冷水浴,室外耐寒锻炼也应停止。

(4)体质较弱、急性咽炎、慢性咽炎急性发作者,可以采取一般冷水锻炼的方法,如冷水洗脸、洗手及搓擦面、颈、四肢等,不要勉强进行冷水浴。

总之,耐寒锻炼要有毅力,持之以恒,只有坚持才能见效。从夏练至冬,从冬练到夏,天气好时在室外做操、打太极拳、练习祛病延年二十式、散步、慢跑等,天气差时在室内冷水擦身及进行其他锻炼,常年不辍,无疑可使机体增强耐寒能力,少受凉感冒,预防减少急性咽炎的发生和慢性咽炎急性发作。

68. 慢性咽炎患者如何注意心理保健

心理保健实际上是调整心态,改善情绪,减轻精神负担,增强战胜疾病信心的过程。作为患者,应该主动地配合医生的治疗措施,调整心态,调节情绪,从而把心理因素对疾病的影响控制在最低点。慢性咽炎患者的心理保健,应注意从以下几个方面入手。

(1)正确对待疾病:临床中经常发现,许多慢性咽炎"老病号",往往对其所患的咽炎并不十分关心,觉得老毛病不会彻底好,却也不见得会一下子坏到哪里去。因而显得有些漫不经心,思想上存在麻痹意识,对咽部不适、干痒、异物感、咳嗽等一些不适症状也慢慢适应了。这些患者往往不重视科学的治疗和调养,有的人甚至不听医生的劝告,仍嗜食辛辣食物、吸烟饮酒等。殊不知,这样做会使病情反复、加重。克服麻痹思想,正确对待疾病,是慢性咽炎患者心理保健的重要一环,慢性咽炎患者务必牢记。

(2)解除心理负担:与思想上存在麻痹意识者相反,有些慢性咽炎患者思想负担很重,情绪极不稳定,害怕咽部异物感最终会变癌,终日忧心忡忡,结果使病情加重。有的患者出现消极沮丧、失去信心的不良心理,也有的患者因一时咽部不适症状较重而变得焦躁不安,怨天尤人。其实这种心理负担也是完全不必要的。尽管慢性咽炎不易治愈,但若能树立战胜疾病的信心,解除心理负担,改变不良的生活方式,化解心理矛盾,与医生密切配合,坚持治疗调养,是完全能够消除其自觉症状的。

(3)保持平和心境:对慢性咽炎患者来说,除了药物治疗、饮食调理外,保持乐观、平和的心境是十分重要的。人们常说,人生在世,时时有不如意之事,关键是要看你是否能想得开,及时调节自己的心境。如能处惊不乱,坦然面对一切挫折,那是上等的境界。有时不良的情绪一时无法排遣,就干脆不去想那些烦心的事,等到事过境迁,自然而然地淡忘。所以,当遇到不满意的人和事,不要由着性子大发脾气,摔碗砸锅,要注意先"冷处理",避免正面冲突,同时切忌生闷气,还应培养多种兴趣,多参加一些公益活动,做到笑口常开,乐观松弛。

(4)消除忧虑猜疑:有的慢性咽炎患者把注意力集中在疾病上,稍有不适便神经过敏,猜疑是否病情加重了,是否癌变了,终日忧心忡忡;有的患者看了一些有关慢性咽炎的科普读物,或报纸杂志上的科普文章,便把自己的个别症状及身体不适进行"对号入座",怀疑自己病情加重,或百病丛生,对医生的解释总是听不进去,有时总是希望医生说自己病情严重。疑虑越多,自觉症状越重,这样形成恶性循环,患者自然是终日心烦意乱,无所适从。有的患者因为猜疑过多,对治疗失去信心,往往借酒消愁,借烟解闷,使原本不太重的病情日趋加重。所以,建议慢性咽炎患者应注意消除忧虑、猜疑的心理,采取多种自我调养方法,培养多种爱好的兴趣,把对疾病的注意力进行转移,这样可以在不知不觉中治疗慢性咽炎。

69. 咽炎患者起居养生的要点有哪些

起居养生又称起居调摄,即通过科学合理的生活方式来达到促进健康、治疗疾病的一种自我调养方法。生活是丰富多彩的,影响生活质量、有碍于健康的行为也是多种多样的,生活无规律、饮食失调、居住环境污染、不良的生活习惯等,不仅是导致咽炎发生的重要因素,也直接影响着咽炎的治疗和康复。因此,重视生活起居的调摄,消除日常生活中的不良习惯,不仅是预防急性咽炎、慢性咽炎发生的重要一环,也是改善患者咽部疼痛、干痒、异物感等症状,促进咽炎顺利康复的重要手段。咽炎患者应选择良好的居住环境,科学地安排每一天的生活,做到生活有规律,起居有常,劳逸有度,并保持良好的睡眠,注意饮食调养。

（1）选择良好的居住环境：居住环境不良，空气污染，如乔迁新居后室内装修导致的有害气体影响，大都市雾霾的存在，居住房间通风不良等，都是引发咽炎的重要环境因素，也不利于咽炎的治疗和康复，所以咽炎患者要选择良好的居住环境，远离这些环境污染之地，居室保持良好的通风等。

（2）保持规律化生活起居：规律化的生活起居是咽炎患者得以顺利康复的必要条件，咽患者一定要注意起居调摄，合理安排生活和工作，做到生活有规律。每天按时睡觉，按时起床，按时用餐，养成有节奏、有规律的生活习惯，使生活顺从人体生物钟的节拍，不要因为工作、社交活动、家庭琐事或娱乐破坏正常的作息时间。

（3）坚持适当的运动锻炼：运动锻炼也是起居调摄的一项基本内容，对增强体质，促使咽炎顺利康复，避免病情反复大有好处。患者可根据自己的工作、身体条件，在医生的指导下选择适宜于自己的锻炼项目进行锻炼，并长期坚持，三天打鱼，两天晒网是不会取得应有的效果的。

（4）重视日常饮食的调养：饮食问题是咽炎患者及其家属普遍关心的问题，调配好患者的饮食，不仅可保证营养，改善或消除咽部疼痛不适、干痒、异物感等自觉症状，对促进病情顺利康复、防止病情反复也有重要意义。不良的饮食习惯必须纠正，一定要做到合理饮食，科学进餐。

70. 咽炎患者自我调养时应注意什么

（1）保持心情舒畅和情绪稳定，避免精神紧张、焦虑、激动等，合理安排生活和工作，做到生活有规律，注意劳逸结合，急性发作期尤其应注意休息。

（2）注意饮食调养，进食要定时定量，不可过饥过饱，养成良好的饮食卫生习惯，注意细嚼慢咽。饭菜要适口，易于消化，饮食宜富含蛋白和维生素，宜少吃多餐。忌食刺激性食物，如浓茶、咖啡、饮料、油炸食品、辛辣食品等，忌过烫或过冷的食物，少吃过甜或过咸的食物，戒除吸烟饮酒，适当多饮水。

（3）积极参加适宜的运动锻炼，以增强体质，多进行室外活动，呼吸新鲜空气，增强机体对冷热的适应力，提高机体抵抗力。重视口腔和鼻腔卫生，预防感冒。

（4）要选择良好的居住环境，平时注意保持嗓子，掌握正确的发声方法，做到科学用嗓，避免高声喊叫，长时间讲话后不要马上喝冷饮。

（5）根据病情的需要，在医生的指导下正确合理地服用药物，禁用对咽部有明显刺激药的药物，避免对咽部造成进一步损害。做到定期检查，注意病情的变化，若有异常应及时到医院诊治，以免延误病情。

三、饮食调养

1. 为何咽炎患者要重视饮食调养

　　饮食调养又称"饮食疗法""食物疗法",简称"食疗",是通过改善饮食习惯,调整饮食结构,采用具有治疗作用的某些食物(疗效食品)或适当配合中药(即药膳),来达到治疗疾病、促进健康、增强体质的一种防病治病方法。

　　人们常说"民以食为天",粮油米面,瓜果蔬菜,盐酱醋茶,我们每天都要与之打交道。饮食在人类生活中占有非常重要的地位,食物是人体生命活动的物质基础,可改善人体各器官的功能,维持正常的生理平衡,调整有病的机体。我国自古以来就有"药食同源"之说,中医学十分重视饮食调养,早在《黄帝内经》中就有"五谷为养,五果为助,五畜为益,五菜为充"的记载,提出合理的配膳内容有利人体的健康。唐代伟大的医学家孙思邈在《千金方》中说:"凡欲治疗,先以食疗,既食疗不愈,后乃用药尔。"清代医家王孟英也说:"以食物作药物,性最平和,味不恶劣,易办易服。"希腊著名医生希波克拉底也曾强调指出:"营养适宜,治疗彻底,食物药物应互为替补"。这些都说明了饮食调养对人体的健康、疾病的治疗具有特别重要的作用。食疗可以排内邪,安脏腑,清神志,资血气。了解食物的基本营养成分和性味作用,用食平疴,怡情遣病,是自我调养中最高明的医道。

不良的饮食习惯,嗜食辛辣、滋腻、助湿生热及其他刺激性较大的食物,是引发急性咽炎、慢性咽炎的重要原因之一,遵循饮食宜忌而调理之,是治疗调养咽炎,增强机体抗病能力,恢复机体正常的生理功能,改善或消除咽部疼痛、干痒、吞咽不利、异物感等诸多症状,促使咽炎患者顺利康复的重要措施。咽炎患者必须重视饮食调养,注意选用饮食药膳进行治疗。在应用饮食药膳调治咽炎时,应以中医理论为指导,根据咽炎患者的病情和饮食习惯,结合食物不同的营养作用、性味功效,制定适宜的食疗和药膳食谱,做到饮食有节,合理搭配,对症进食,同时要防止饥饱失常和偏食。需要说明的是,饮食药膳虽然是调养咽炎的重要方法,但它不能代替药物,不能过分强调饮食调养的作用而忽视药物治疗。

2. 咽炎患者的饮食调养原则是什么

(1)根据中医辨证对症进食:食物有寒、热、温、凉之四性和辛、甘、酸、苦、咸五味,其性能和作用是各不相同的,咽炎患者在进行饮食调养时,必须以中医理论为指导,根据不同的病情特点,在辨证的基础上立法、配方、制膳,以满足所需的食疗、食补及营养的不同要求,做到合理搭配,对症进食,切勿盲目乱用。

(2)饮食有度防止偏食:美味佳肴固然于身体有益,但不一定就等于无害。饮食虽然可以调养疾病,但若食之过量,甚至偏食,则会导致阴阳失调,脏腑功能紊乱,而诱发新的病症。因此,饮食要有节制,不能一见所喜,就啖饮无度。一日三餐是人类在长期的历史进程中自然形成的一种最适宜人体需要的饮食规律,过量或不足的饮食对身体都是不利的,也不利于咽炎患者的治疗和康复。一般来说,饮食的基本原则应是早吃好、午吃饱、晚吃少,每餐进食以微饱即可。食疗也要讲究疗程,不宜长时间、单纯食用某一种或某一类食物,要防止食疗过程中的偏食。

(3)重视咽炎对饮食的要求:作为咽部黏膜的一种炎症性病变,咽炎对于饮食的要求应该是清淡而富于营养、容易消化。咽部作为食物摄入过程中首先要经过的要冲之地,由于该部位黏膜的炎症反应,对于饮食物的要求提出了更为苛刻的条件,主要体现在食物的温度、刺激性、流动性、通过时的舒适性感觉程度及食后残留物的黏着性等方面,应该根据这些要求配制适合咽炎病情的饮食物,以利于病变的有效控制和康复。在咽炎的发病过程中,饮食切记要避免过热、粗糙、坚硬及刺激性食物的摄入,以免加剧局部黏膜的损伤,同时还应注意戒除吸烟饮酒,尽量避免辛辣、滋腻及助湿生热之食物。

(4)注意配合其他治疗方法:饮食调养既不同于单纯的食物,也不同于治病的药物,故在应用过程中需要根据病情全面考虑。一般来讲,食疗的作用较弱,只能作为一种辅助调治手段,应注意与药物治疗、起居调摄、情志调节等其他治疗调养方法配合应用,以发挥综合治疗的效能,提高临床疗效。

3. 咽炎患者如何判断自己的体质

人的身体存在着个体差异,中医通常将人的体质分为正常质、气虚质、阳虚质、血虚质、阴虚质、气郁质及阳盛质七种类型。了解人的体质特点是辨证用膳、正确选择食疗方法的重要一环,咽炎患者可根据以下描述判断自己的体质类型。

(1)正常质:多由先天禀赋良好,加之后天调养得当所形成。具有阴阳平衡,气血旺盛流畅,脏腑功能协调正常,机体抗病能力强的生理特征。

(2)气虚质:元气不足,脏腑功能衰弱,抗病能力不强。主要表现为精神疲惫,肢体倦怠,动则易出汗,易于感冒等。

(3)阳虚质:阳气偏衰,功能减退,热量不足,抗寒力弱。主要表现为面色淡白无华,口淡不渴,形寒喜暖,四肢欠温,不耐寒冷,精神不振,大便溏泻,小便清长。

(4)血虚质:营血不足,濡养功能减弱。主要表现为形体瘦弱,面色苍白无华,口唇、指甲色淡无华,毛发干枯易落。

(5)阴虚质:阴精偏衰,功能虚亏。主要表现为形体消瘦,五心烦热,口渴喜饮,舌质红,苔薄少。

(6)气郁质:机体气机壅滞不畅,以妇女多见。主要表现为性情急躁易怒,忧郁寡欢,时欲叹息,食欲缺乏等。

（7）阳盛质：阳气偏盛，机体各种功能亢奋，热量过多。表现为形壮体热，面色红光，喜冷怕热，口渴喜饮，口苦口臭，小便短赤，大便干结等。

4. 咽炎患者的饮食如何因人、因时、因地而异

咽炎患者由于性别、年龄、体质不同，患病的季节、所处的地理环境各异，加之病情不同、饮食习惯和嗜好也不一样，故不同咽炎患者的饮食应因人、因时、因地而异，原则上是根据咽炎患者的具体情况，选择适宜的食物。

人的体质有阴、阳、强、弱的不同，如阴虚的人形体偏瘦，舌质偏红且瘦而干，易于"上火"，情绪易激动，饮食应当以清淡为宜，忌食辛辣火燥之品；阳虚的人则相对较丰腴，肌肉松弛，舌体胖大而质淡，饮食应偏重甘而温，而不宜寒凉。另外，由于年龄不同，生理状况的差异，故而食疗也有区别。老年人组织器官与生理功能逐渐衰退，应注意补益，但不可太过，否则会适得其反，饮食应当清淡可口，荤素搭配，以素为主，同时烹调要细、软、烂、熟，宜少食多餐。青壮年由于劳动强度相对较大，能量消耗多，应保证食物营养充足、合理多样、富含蛋白质和维生素，忌偏食挑食。

因时而异是适应四季气候的变化，选择相宜食物，但并不排斥其他一般性常用食物。一年中有春、夏、秋、冬四季，节气时令，温度，湿度等是有差别的，咽炎患者在不同季节吃什么、怎样吃也应随时令而有区别。春夏季节应注意饮食有利于阳气保养，而秋冬季节饮食要有利于阴气维护才

有利于养生。春季宜多食小白菜、油菜、胡萝卜、芹菜、菠菜等；夏季以甘寒清凉为宜，适当添加清淡、祛暑的食物，如黄瓜、苦瓜、绿豆、赤小豆、薏苡仁、丝瓜等；秋季可适当多吃荸荠、百合、甘蔗等；冬季宜多吃大枣、核桃仁、羊肉等。

我国地域辽阔，地理环境多样，尤其风俗各异，饮食习惯也相差很大，因地而异则有利于疾病的治疗和身体的康复。例如，西北地区多高原，气温低且干燥，故食物宜偏湿润，而南方地区气温偏高、多雨、潮湿，所以食物宜偏辛燥。

5. 有益于咽炎患者的常用食物有哪些

（1）黄瓜：黄瓜又称菜瓜、胡瓜、青瓜，是葫芦科草本植物黄瓜的果实。黄瓜味甘，性凉。具有清热解毒，下气通便利水，减肥美容之功效。生吃可解渴除烦，熟吃有利水作用，是人们常吃的蔬菜之一。

现代研究表明，黄瓜含有蛋白质、脂肪、钙、磷、铁、B族维生素、丙醇二酸、纤维素、维生素 C、维生素 E、烟酸等成分，营养价值颇高。黄瓜含有的纤维素对于促进胃肠道蠕动和降低胆固醇、降低血压有一定的作用；维生素 E 有抗衰老的作用；丙醇二酸能抑制糖转化为脂肪；维生素 C、烟酸等物质参与体内糖代谢及氧化还原过程，促使细胞间质的生成，能降低毛细血管的脆性。另外，黄瓜还能抑制胆固醇的合成，具有降血脂、抗血栓形成的功效。黄瓜不仅是人们常吃的优质蔬菜，也是高血压、冠心病、肥胖症、失眠、便秘、咽喉炎、痔疮、肛裂等疾病的食疗佳品。黄瓜有较好的清热解毒作用,能改善或消除咽部干痛等症状,急性咽炎、慢性咽炎患者宜经常食之。

(2)菠菜:菠菜又称菠斯菜、赤根菜、鹦鹉菜、菠棱菜,为藜科植物菠菜的带根全株。《本草求真》中说:"菠菜质滑而利,凡人久病大便不通,及痔漏关塞之人,咸宜用之"。《随息居饮食谱》中也说:"菠菜,开肠膈,通肠胃,润燥活血,大便涩滞及患痔人宜食之"。中医学认为,菠菜味甘,性凉。具有滋阴润燥,养血生血,活血化瘀,调中下气,开胸润肠等功效。适合于衄血便血、头晕头痛、目赤烦躁、咽喉肿痛、高血压、中风、贫血、肺结核、痔疮、肛裂、便秘等患者食用。

现代研究表明,菠菜含有蛋白质、脂肪、糖类、粗纤维、胡萝卜素、维生素 A、维生素 B_1、维生素 B_2、维生素 C、维生素 E 及钙磷、铁等成分。菠菜不仅营养丰富,还有较好的滋阴润燥、活血化瘀作用,能减轻或缓解咽部干痛不适、异物感等症状,是急性咽炎、慢性咽炎患者不可多得的食疗蔬菜。

(3)绿豆:绿豆又名青小豆、植豆、文豆等,是豆科植物绿豆的种子。绿豆味甘,性凉。具有清热解毒,止渴祛暑,利水消肿,降压明目等功效。绿豆是夏季常用的消暑佳品,也是高血压、高脂血症、内热失眠、咽喉肿痛及胃肠积热之便秘、痔疮等患者的保健食品。

绿豆的营养价值很高,每 100 克绿豆中含蛋白质 23 克,脂肪 0.8 克,糖类 60 克,钙 80 毫克,磷 360 毫克,铁 70 毫克。此外,绿豆还含有胡萝卜素、多种维生素等。咽炎患者,尤其是中医辨证属实热证之患者,时常出现咽部肿痛不适、心烦急躁等症状,呈现火热内扰的症候,绿豆作为清热除烦之佳品,常食之能有效缓解上述症状,有助于咽炎的治疗和康复。绿豆的吃法有多种,除制成豆沙、糕点,做绿豆粥、饭外,生成绿豆芽炒食,味道更鲜美,营养也更丰富。

(4)西瓜:西瓜又名水瓜、寒瓜,是葫芦科植物西瓜的果实,因来自西方而得名。西瓜味甘,性凉。具有清热解暑,除烦止渴,祛湿热,利小便等功效。中医称西瓜为"天生白虎汤",不仅是夏季的消暑佳品,对暑热烦渴、热盛伤津、小便不利、便秘、口疮、咽喉肿痛、黄疸、痔疮、肛裂等也有一定治疗保健作用。

西瓜含有蛋白质、糖类、维生素、微量元素等营养成分,除不含脂肪外,它的汁液几乎包括了人体所需的各种营养成分。西瓜所含的糖类有葡萄糖、果糖、蔗糖;所含的氨基酸类有谷氨酸、精氨酸、蛋氨酸、瓜氨酸、苯丙氨酸等;所含的维生素类有维生素 A、维生素 C、B 族维生素等。急性咽炎、慢性咽炎患者,尤其是以咽干口渴、疼痛不适、有异物感为突出表现的咽炎患者,适当食用西瓜能有效改善这些症状,所以咽炎患者宜适当食用西瓜。由于西瓜性寒凉,既伤阳助寒,又含水分过多,所以阳虚患者不宜食用。

(5)香蕉:香蕉是芭蕉科植物甘蕉的果实,其营养丰富,香味清幽,肉质软糯,吃起来香甜可口,是人们喜爱的佳果。中医学认为,香蕉味甘,性寒。具有养阴润燥,清热解毒,润肠通便,健脑益智,通血脉,填精髓,降血压等功效。香蕉是热病烦渴、咽喉肿痛、便秘、痔疮、冠心病、高血压、脑动脉硬化、失眠等患者的疗效食品。

现代研究表明，香蕉除含有丰富的糖类、淀粉、蛋白质、果胶外，还含有维生素 A、维生素 C、维生素 E 及钾、钙、铁等物质，其营养价值颇高。香蕉中含有血管紧张素转化酶抑制物质，能抑制血压升高；香蕉中含钠量极低，含钾量却很高，可拮抗钠离子过多造成的血压升高和血管损伤，有助于保护心肌细胞和改善血管功能。香蕉有较好的养阴润燥、清热解毒等作用，能减轻或缓解咽部肿痛不适、干痒、异物感等自觉症状，是防治急、慢性咽炎的食疗佳品，患者宜常吃多吃。香蕉除了当水果吃外，还有多种吃法，如切片油炸当菜，也可烧汤或腌、煮、煎、熏等。香蕉性寒，凡脾胃虚寒、腹泻者应少吃，胃酸过多者忌食之。

（6）茼蒿：茼蒿又名蓬蒿菜、蒿子秆、蒿菜、菊花菜，是菊科植物茼蒿的茎叶，全国各地均有种植。茼蒿味甘、辛，性平。具有和脾胃、消痰饮、安心气、利二便之功效。茼蒿适宜于脾胃虚弱、脘腹胀满、消化不良、小便不利、大便秘结、咽喉肿痛不适、痔疮、肛裂、咳嗽痰多、失眠心悸、头晕头沉等患者食用，是人们常吃的蔬菜之一，也是急性咽炎、慢性咽炎患者的食疗佳品。

茼蒿的营养成分非常丰富，除含有丰富的氨基酸、胡萝卜素及铁、磷、钙外，还含有挥发油、胆碱等物质。现代研究表明，茼蒿中的挥发油、胆碱等具有降压补脑作用，茼蒿中的粗纤维较多，能助消化，促进胃肠蠕动，通利大便，降低胆固醇，常吃茼蒿对高血压、神经衰弱、便秘、高脂血症、痔疮、肛裂等多种疾病有辅助治疗作用。茼蒿有较好的消痰饮作用,能减轻或消除咽炎患者咽部不适、咳嗽痰多等症状。茼蒿用作食疗有多种吃法,将鲜茼蒿洗净,捣烂取汁,用温开水冲饮;将鲜茼蒿水煎取汁,每日分早晚饮用;将茼蒿焯一下,拌上食盐、味精、香油食用;也可将茼蒿切碎,拌入肉馅做水饺、馄饨;还可将茼蒿与豆腐或肉类共炒等食用。

(7)蘑菇:蘑菇又名口菇、白菇,属担子菌科,是世界上人工栽培最广泛、产量最多、消费量最大的食用菌。蘑菇味甘,性平。具有补益脾胃,化痰开胃,润燥透疹等功效。蘑菇是人们常食之副食之一,尤其适宜于食欲缺乏、体虚乏力、贫血、慢性肝炎、慢性支气管炎、高脂血症、糖尿病、高血压、急性咽炎、慢性咽炎、前列腺炎、痔疮、便秘等患者食用。

蘑菇含有蛋白质、脂肪、糖类、粗纤维、钙、磷、铁、锌及维生素 A、维生素 B_1、维生素 B_2、维生素 B_6、维生素 C、维生素 E、维生素 K 等成分,具有降脂减肥、降压降糖及抗癌、增强免疫功能等多种作用。蘑菇含有丰富的蛋白质,其可消化率达 70%~90%,享有"植物肉"之称;蘑菇所含的多糖类物质具有抗癌作用。蘑菇含有人体生长发育过程所必需的氨基酸,其营养丰富,味道鲜美,能增进食欲,益胃气,是体弱多病者不可多得的营养佳品。咽炎患者,尤其是痰气郁结之咽炎患者,适当多吃蘑菇能有效改善咽部梗塞不适、异物感等症状。蘑菇虽好,也不可过量食用,脾胃虚寒者更不宜多食。

(8)番茄:番茄又名西红柿、洋柿子、番李子,是茄科植物的新鲜成熟果实,我国各地均有种植。番茄味甘、酸,性微寒。具有生津止渴,凉血平肝,健胃消食,润肠通便,清热解毒,补肾利尿等功效。番茄是日常生活中常食之蔬菜,尤其适合于热病伤津口渴、食欲缺乏、暑热内盛、咽喉肿痛、胃肠积热及肝胆热盛者食用,急性咽炎、慢性咽炎患者宜常食之。

番茄含有蛋白质、脂肪、糖类、维生素 B_1、维生素 B_2、维生素 C、维生素 P、纤维素及钙、磷、铁、锌等成分,其营养丰富,是果、蔬、药兼备的食物。番茄含有大量的维生素 C,不仅能防治坏血病,预防感冒,促进伤口愈合,还有抗氧化作用,对降低胆固醇,防治动脉硬化有肯定的疗效。番茄中的番茄素有助消化和利尿作用,可改善食欲。番茄含有较多的纤维素,可促进肠蠕动,有助于正常排便。番茄中的黄酮类物质有显著的降压、止血、利尿作用,番茄中无机盐含量也非常高,属高钾低钠食品,有利于降血压、改善血管功能和保护心肌细胞。番茄中 B 族维生素含量非常高,其中包括具有保护心脏和血管、防治高血压的重要物质——芦丁。常吃番茄对脑动脉硬化、高血压、脑血栓、冠心病、神经衰弱、咽喉肿痛、便秘、痔疮、肛裂等多种疾病有辅助治疗作用。对于咽炎患者来说,食用番茄好似一剂良药,能改善或消除咽部疼痛不适、异物感、干痒、咳嗽等症状,所以咽炎患者宜常吃番茄。番茄的吃法有多种,既可当水果生食,也可当蔬菜炒煮、烧汤佐餐等,还可加工成番茄汁或番茄酱长期保存供食用。

（9）苦瓜：苦瓜也称"癞瓜""凉瓜"，为葫芦藤本植物的果实，以其味苦、性寒而得名。《本草纲目》中记载：苦瓜"除邪热、解劳乏，清心明目"。苦瓜是人们常吃的清凉蔬菜，因其具有清热明目、解毒之功，所以很适合热病烦渴、中暑、痢疾、目赤疼痛、咽喉肿痛及疮疡、丹毒、恶疮等患者食用，也是急性咽炎、慢性咽炎、中暑、便秘、痔疮等患者的疗效食品。

苦瓜其味苦中带甘，嫩而清香，食后令人回味无穷，胃口顿开。古往今来，国人盛誉它为"君子菜"。常言道"良药苦口利于病"，苦瓜正是一味地地道道的良药佳菜。苦瓜含有苦瓜苷、多种氨基酸、半乳糖醛酸、钙、磷、铁、多种维生素、果胶等成分，是瓜类含维生素 E 及维生素 C 最多的瓜种，其营养丰富。苦瓜能清热解毒、利咽，对改善或消除急性咽炎、慢性咽炎患者咽部疼痛不适、吞咽不利等症状大有帮助。

苦瓜的吃法很多且方便，可凉拌生食，也可煎、炒、煸、烧，荤素均宜。"拌苦瓜"可先用开水焯一下，再切成细丝，然后用酱油、香油、糖、葱、醋一起凉拌；干煸苦瓜可将苦瓜切成片，配以辣酱、豆豉等干煸而成，味苦而辣，醇香可口，是下饭的佳肴；用苦瓜炒辣椒更是解暑除烦的名菜。苦瓜虽好也不宜多吃，脾胃虚寒者不宜用。

（10）茄子：茄子又名昆仑瓜、落苏，是茄科植物茄的果实，按形状不同可分为圆茄、灯泡茄和线茄 3 种类型。茄子味甘，性寒。具有祛风通络，清热解毒，活血散瘀，消肿止痛，宽肠利气，通导大便之功效。茄子适宜于高脂血症、高血压、冠心病、脑动脉硬化、脑卒中、前列腺炎、前列腺增生、腹胀便秘、急性咽炎、慢性咽炎、痔疮、肛裂、慢性肝炎、慢性支气管炎、类风湿关节炎及年老体虚、久病体虚等患者食用。

　　茄子中含有蛋白质、脂肪、糖类、多种维生素及钙、磷、铁等，其营养丰富，是人们常吃的一种物美价廉的蔬菜。茄子的最大特点是含有大量的维生素P，其含量远远高于一般蔬菜和水果，具有降低血压，增强血管弹性，降低毛细血管脆性，防止血管破裂出血，提高血管修复能力，以及降低血液中胆固醇浓度、抗衰老等作用。茄子中维生素E的含量也较高，对防止动脉粥样硬化，延缓人体细胞衰老，改善脑细胞功能也有好处。茄子能清热解毒，活血散瘀，消肿止痛，对治疗急性咽炎、慢性咽炎十分有益。茄子的烹调方法很多，除作蔬菜外，也可制成茄子干、茄子酱或腌渍茄块等。由于茄子中含有一种带涩味的生物碱，所以茄子应炒熟食用而不宜生吃。茄子性偏寒，体质虚寒之人也不宜多吃。

　　(11)冬瓜：冬瓜又称白瓜、枕瓜，为葫芦科一年生草本植物冬瓜的果实。我国古代对冬瓜极为推崇，认为它能减肥强身、护肤美容，称"欲得体瘦轻健者，则可常食之"。《神农本草经》记载：冬瓜"味甘、微寒，主治小腹水胀，利小便，止渴"。冬瓜味甘、淡，性微寒。具有清热毒，利小便，止渴除烦，祛湿解暑等功效。冬瓜乃药食兼用之品，不仅是人们常食之蔬菜，对水肿、胀满、脚气、小便不利、暑热、消渴、咽喉肿痛、痈疮、痔疮等病症也有一定的治疗保健效果。

　　现代研究表明，冬瓜含有蛋白质、糖类、纤维素、钙、磷、铁、钾及维生素 B_1、维生素 B_2、维生素 C 等,是低热能、低脂肪、含糖量极低的高钾食品。常食冬瓜对前列腺炎、痔疮、便秘、前列腺增生、急性咽炎、慢性咽炎、泌尿系结石、慢性肾炎等多种疾病具有调养作用。冬瓜的食用方法很多,可以炖、炒,也可做馅与配菜,特别是冬瓜与肉类混合同食,荤素搭配,不仅色鲜味美,其营养价值更高。

(12)土豆:土豆又称洋芋、马铃薯、山药蛋,为茄科植物马铃薯的块茎。土豆原产于南美洲,近百年才传入我国,既可代替粮食作主食,又可当菜吃,是日常餐桌上不可缺少的食物。土豆味甘,性平,具有健脾益胃,益气和中,消炎解毒等功效。土豆很适合消化不良、食欲缺乏、神疲乏力、习惯性便秘、筋骨损伤、关节疼痛、高脂血症、高血压、急性咽炎、慢性咽炎、前列腺炎、痔疮、肛裂、慢性胃炎、慢性支气管炎等患者食用。

现代研究表明,土豆含有多种维生素及大量的优质纤维素,还含有蛋白质、脂肪、优质淀粉及微量元素等。土豆所含的蛋白质是完全蛋白,赖氨酸含量较高,糖类以淀粉的形式存在,易为人体消化吸收。土豆含有丰富的钾盐,每100 克土豆约含钾 500 毫克,属高钾食品,能增加血管弹性,具有防治高血压和保持心肌健康的作用。土豆有较好的消炎解毒作用,对调治急性咽炎、慢性咽炎大有好处。土豆中所含的维生素 C 等不仅对脑细胞具有保健作用,而且还能降低血中胆固醇,使血管富有弹性。土豆有多种吃法,既可煎、炒、炸,又可烧、煮、扒,可烹调出十几种美味菜肴,还可

"强化"和"膨化",患者可根据自己的口味和喜好烹调食用。由于土豆含有对机体有害的龙葵碱,这种有毒物质多集中于土豆皮、芽胚里,机体摄入较多时会引起恶心、腹泻等中毒反应,因此食用时一定要去皮,特别是要削净已变绿的皮,并挖去芽胚,以防不测。

(13)小白菜:小白菜是十字花科植物青菜幼苗的全株,其味道鲜美,营养丰富,是一种不可缺少的大众菜。小白菜味甘,性平。具有养胃利水,清热除烦,解渴利尿,通利肠胃等功效。小白菜不仅是健康人经常食用的一种优质蔬菜,也是肺热咳嗽、便秘、急性咽炎、慢性咽炎、急性肝炎、慢性肝炎、慢性胃炎、消化性溃疡、丹毒等患者的食疗佳品。

现代研究表明,白菜营养价值颇高,含有蛋白质、脂肪、糖类、维生素 C、维生素 B_2 及铁、磷、钙等成分。急性咽炎、慢性咽炎患者食用小白菜,不仅能给机体提供能量和各种营养素,还可清热除烦、解渴,减轻或缓解咽部疼痛不适、干渴等症状,所以宜适当多吃。白菜的吃法很多,可以炖、炒、熘、拌及做馅与配菜,特别是白菜含较多的维生素,与肉类混合同食,荤素搭配,不仅色鲜味美,其营养价值更高。

(14)猕猴桃:猕猴桃又名藤梨、羊桃、毛梨、刺梨、狐狸桃,是猕猴桃科植物猕猴桃的果实,名医李时珍称:"其形如梨,其色如桃,而猕猴喜食,故有诸名。"猕猴桃味甘、酸,性寒。具有解热止渴,通淋下石,滋补强身,利尿通便等功效。猕猴桃是人们喜食的鲜果之一,也是近年来人们推崇的营养保健佳品,尤其适宜于消化不良、黄疸、急性咽炎、慢性咽炎、便秘、痔疮、肛裂、淋证、糖尿病、烦热口渴等病症患者食用。

猕猴桃果实肉肥汁多,清香鲜美,甜酸宜人,且营养丰富,具有较高的保健价值,有"水果之王""中华圣果"之美誉。猕猴桃除含有较丰富的蛋白质、脂肪、糖类和钙、磷、铁外,最引人注目的是它的维生素 C 含量。据测定,每 100 克猕猴桃果肉中含维生素 C 100～200 毫克,在水果中是数一数二的。猕猴桃含有人体必需的多种氨基酸和解朊酶等。实验研究表明,其鲜果及其果汁制品可防止致癌物亚硝胺在人体内生成,并能降低血中胆固醇及三酰甘油水平。猕猴桃含有较多的粗纤维,有较强的增强胃肠蠕动和促进排便作用。常食猕猴桃对高血压、冠心病、高脂血症、癌症、咽喉肿痛、便秘、痔疮、肛裂等多种疾病具有预防和辅助治疗作用,急性咽炎、慢性咽炎患者可适当多吃猕猴桃。猕猴桃的吃法有多种,除鲜食外,还可加工成果汁、果酱、果酒、果脯等食用。应当注意的是,猕猴桃性寒伤阳,寒湿内盛之慢性肠炎患者应慎用。

6. 何谓"发物",哪些食物咽炎患者不宜多食

所谓"发物",是指特别容易诱发某些疾病(尤其是旧病宿疾)或加重已发疾病的食物,也是人们对一些能引发或加重疾病病情的一类食物的俗称。发物禁忌在饮食养生和饮食治疗中都具有重要意义,发物主要包括牛肉、羊肉、公鸡、虾、螃蟹等肉类食品及蔬菜中的韭菜、香菜、茴香、大葱、生

姜等发散之物。发物也是食物，只是对某些特殊体质，以及与其相关的某些疾病才会诱使发病。咽炎患者不可多食生姜、大葱、辣椒、羊肉等，就是中医对咽炎的"忌口"的要求。

中医学认为，动物性食品和植物性食品均有其寒、热、温、凉四性和酸、苦、甘、辛、咸五味。辛味具有发散、行气、和血的作用，但多食则气散；甘味具有和缓、补养作用，能养阴和中，但多食则壅塞、滞气；酸味具有收涩作用，苦味具有泻下作用，咸味具有软坚润下的作用，但均不宜多食。一般来讲，急性咽炎及慢性咽炎急性发作的患者不宜多食辛辣燥烈刺激之品，如辣椒、胡椒、狗肉、羊肉、烈酒、大葱、生姜、大蒜、浓茶等。中医学认为，嗜食上述食物可损伤脾胃，酿生内热，致使火热上炎，不仅容易引发急性咽炎、慢性咽炎，还不利于其治疗和康复。现代医学认为，若经常食用上述刺激性食物，可刺激咽喉部黏膜，引起咽部黏膜充血、水肿，致使咽炎病情加重。

当然，咽炎患者的食物宜忌并不是绝对的，根据每个人的个体差异不同，也可以适当食用一些刺激性食品，如烧菜时少量放些葱、姜、蒜之类，经加工加热和烹调等处理，这些刺激性食物的性味也会改变，此时不但无不良反应，还可起到调味作用，能祛腥消膻，增加食欲等。

7. 适宜于咽炎患者食用的凉拌菜有哪些

凉拌菜又叫开胃菜，是人们喜爱的菜肴。人们之所以爱吃凉拌菜，因为少油、少盐，维生素和其他营养成分不易流失,符合现代注重养生和健康的饮食潮流。日常生活中人们常吃的凉拌菜有很多,其中有的不但吃着可口,还有调治咽炎的功效,下面介绍几种对咽炎有调养作用的凉拌菜。

(1)凉拌马齿苋

原料:马齿苋250克,十三香、食盐、米醋、香油各适量。

制作:将马齿苋洗净,放在沸水中焯一下,沥干水分,切成段,放入盘子中,加入十三香、食盐及米醋、香油,拌匀即可。

用法:每日1~2次,佐餐食用。

功效:清热解毒。

适应证:肺胃热盛型急性咽炎。

(2)凉拌鱼腥草

原料:鱼腥草250克,食盐、味精、白糖各适量。

制作:将鱼腥草去杂质,洗净,放在沸水中焯透,沥干水分,切成段,放入盘子中,加入食盐、味精、白糖,拌匀即可。

用法:每日1次,佐餐食用。

功效:清热解毒,消肿止痛。

适应证:热毒炽盛型急性咽炎、慢性咽炎。

(3)凉拌苦瓜丝

原料:苦瓜250克,葱丝、食盐、味精、香油、米醋各适量。

制作:将苦瓜洗净,切成细丝,入沸水中汆5分钟,捞出沥干水分,放入盘中,加入葱丝、食盐、味精、香油、米醋,拌匀即可。

用法:每日1~2次,佐餐食用。

功效:清热解毒。

适应证:热毒壅盛型咽炎。

(4)凉拌菠菜

原料:鲜菠菜250克,香油、食盐各适量。

制作:将鲜菠菜洗净,用开水烫3分钟,捞起之后拌入香油、食盐即可。

用法:每日2次,佐餐食用。

功效:清热润肺。

适应证:肺胃热盛型急性咽炎及肺肾阴虚型慢性咽炎。

(5)梨丝拌萝卜丝

原料:白萝卜250克,雪梨100克,香油、食盐、味精各适量。

制作:将白萝卜洗净,切成细丝,用沸水焯一下捞出;雪梨洗净,去皮,切成丝。把萝卜丝、雪梨丝一同放入盘中,放入香油、食盐、味精拌匀即可。

用法:每日1~2次,佐餐食用。

功效:清热化痰,生津润燥。

适应证:痰火郁结型慢性咽炎及急性咽炎咽部干痛、咳嗽痰多者。

(6)凉拌西瓜皮

原料:西瓜皮500克,食盐、味精、酱油、白糖、蒜蓉、香油各适量。

制作:西瓜皮洗净,削去表皮和残剩的内瓤,切成薄片,加入食盐腌渍,挤去多余的水分,再加入蒜蓉、酱油、白糖、味精、香油,拌匀即可。

用法:每日 1～2 次,佐餐食用。

功效:滋阴清热。

适应证:阴虚火旺型咽炎出现咽干口渴、头晕心烦等症状者。

(7)凉拌萝卜菠菜

原料:白萝卜、菠菜各 100 克,香油、食盐、味精各适量。

制作:先将菠菜洗净,切成段,入沸水中烫 5 分钟,捞出沥干水分;将白萝卜洗净,切成细丝。把菠菜、萝卜丝一同放入大碗中,加香油、食盐、味精,调拌均匀即可。

用法:每日 1 次,佐餐适量食之。

功效:清热下气,润肠通便。

适应证:急性咽炎、慢性咽炎咽部干痒疼痛不适。

8. 咽炎患者能否选用保健补品

咽炎患者能否选用保健补品,在众多的保健补品中哪些适合咽炎患者食用,这是患者较为关心的问题。大凡具有补养气血,补益肺肾,清热解毒,消肿利咽,滋阴润燥的功效,改善或消除咽部疼痛、干痒、异物感等症状,增强机体免疫功能和抗病能力的保健品,对咽炎患者是有利的,可以选用。只有少数保健补品滋腻碍胃,容易温阳生火、助湿生痰,对消除咽炎患者咽部疼痛、干痒、异物感等症状不利,这些保健补品咽炎患者不宜服用。"补"的目的除立足于补充人体必需的营养成分外,还应包括调整人体脏器功能及物质代谢平衡，所以对咽炎患者来说，凡能增强机体抗病能力，改善咽部功能，促使阴阳平衡，减轻或消除咽部疼痛、干痒、异物感等自觉症状，对促进急性咽炎、慢性咽炎顺利康复、防止病情反复有一定作用的药物和食物均有一定的补益作用。百合、白萝卜具有祛痰止咳利咽的功能，麦冬、桔梗、胖大海等具有养阴润燥、利咽化痰等作用，有利于咽炎的防治，称得上咽炎患者的"补药"。

咽炎患者要在医生的指导下按中医辨证论治的原则选用保健补品，不能光听信广告。人参虽是名贵的补品，但并非每个人都可以用，气虚者可以适当选用，阳热炽盛者则忌用人参；甲鱼具有滋补阴津的功效，适宜于肝肾阴虚之患者，阳虚患者不宜应用。保健品只能说是对某些病症有保健作用，能够包治百病的保健品是没有的。辨证论治是中医的特色和优势，选用保健补品当以辨证为基础，我们要切记。

9. 咽炎患者进补的原则是什么

咽炎患者根据体质和病情的需要进行调补是必要的，当然进补也有其原则。辨证论治是中医的特色和优势，中医有"虚者补之""实者泻之""寒者热之""热者寒之"等治疗疾病的基本原则，这些原则不仅适用于中医治病，也同样适用于进补，可以说是进补的基本原则。

通常进补时，要根据进补对象不同的身体状况分别采用各不一样的进补方法。此外，还要区别进补对象的体质是阴虚、阳虚等。阳气虚弱者,应给予甘温益气之品,使阳气旺盛,而对于阴精亏损者,则要用厚味之补益精血之品,使阴精充足。在选择滋补性食品时要有所区别,不能混淆,如阴虚火旺与阳气不足者虽都可用补法,但前者宜清补,可选用百合、鸭蛋、牛奶、莲子、冰糖等;而后者宜温补,可选用桂圆、海参、羊肉、荔枝等。辨别疾病的性质对进补来说也十分重要,如病属寒盛者宜给予温热食物,如干姜、羊肉、红糖等;病属热盛者宜给予清凉食物,如西瓜、鲜藕等;若伴有脘腹胀满、消化不良者则要以消食为主,可给予山楂、白萝卜之类。总之,进补不局限于吃补品,凡是适合自己身体状况的调养都是进补。"秘者,通便谓之补",意思是说便秘的人通大便也是一种进补的方法,就是这个道理。

10. 咽炎患者进补的禁忌有哪些

在进补时,不仅要掌握进补的原则,还应注意进补的禁忌。就咽炎患者来说,忌无虚滥补、忌虚不受补、忌守药待康。无虚滥补不但徒耗药物,浪费钱财,还会导致阴阳失调,正常的脏腑功能受到扰乱,所以进补时必须明辨虚实,以免遭受无虚滥补之殃。有一些虚弱患者在服用补品和补药后,病症不减反而加重,或出现口干、舌燥、失眠、腹胀、嗳气等一系列不良反应。出现这种情况一是由于患者脾胃虚弱,消化吸收功能已不健全,而补血、补阴之品(如阿胶、老鳖等)多滋腻碍胃,不易消化吸收,容易滞留胃肠而产生消化不良的症状;另一种原因是补不对症,阴虚者盲目用温热补品,使原有的阴虚症状加重。因此,必须根据体质选用适当的进补方式,或清补,或平补,或温补等,同时还要注意消化功能,不能伤胃碍胃,以防止虚不受补,适得其反。

一个人患病之后,要想恢复健康,光靠服用补品和补药是不行的,身体虚弱,有先天不足的原因,也有后天失养引起的,如外邪侵袭、饮食失调、情志不遂、房劳过度等,因此体虚者除了进补之外,加强体育锻炼、注意饮食调节、保持良好的卫生习惯和精神状态也是十分重要的。丰富的生活胜似高级补品、补药,守药待康是不可取的。

11. 咽炎患者怎样选择适合自己的进补方法

进补是为了调养身体,补益正气,增强机体抗病能力,防治疾病,延年益寿。根据咽炎患者具体情况之不同选用适宜的进补方法进补,其好处是显而易见的。咽炎患者在积极治疗的同时配合进补能扶正祛邪,提高机体的抗病能力,促使疾病早愈。现代研究证明,有些补品、补药能增强机体的免疫功能,提高机体的适应能力。例如,慢性咽炎经常感冒和急性发作的患者进补一些补气的食物药膳,如黄芪粥、黄芪气锅鸡之类就能减少其感冒和发作次数。又如,在急性咽炎、慢性咽炎病情不太严重时注意进补和调摄,能控制病情,避免病情进一步加重。

进补对咽炎患者大有好处,其前提是必须进补得法。那么,如何选择适合自己的进补方法呢?选择适合自己的进补方法应做到根据身体虚弱程度、体质状况、自觉症状及服食方法是否方便而定。虚弱症状明确的,宜选用药补,因为药补功效确定,补力较强,见效相对较快。对于没有明确虚弱症状且希望通过进补强身者来说,补药终究是药,此时选用食补更为合适。老年人、小儿及消化功能低下的人,可选用粥补;阳虚畏寒的人、善饮酒者或需借助酒性使药力散布全身者,可选用补酒;久病体弱、气血不足等精气大亏的人,可服食滋腻厚味的食物进行调补。补品和补药各有特性,有些病症只宜于某一食物,有些病症却非某一补药不能奏效,必须分别选用。例如,怕冷、手足不温者,服用羊肉、桂圆、红参等可以取得良好的效果,以食疗为宜;而气阴两虚、口渴、咽燥、干咳、疲乏无力者,服用西洋参、百合可补气阴,其效果较好,以药补为主。进补应以服用方便为好,如在家休养者,可将各种补虚食物制成点心食用,或佐餐食用。而坚持上班或出差远行者,则以服用补虚之中成药或保健补品比较方便。

12. 咽炎患者常用哪些补品

补品是中药的一部分,应用补品必须以中医学的基本理论为指导,辨证施补。补品和其他中药一样,具有寒、热、温、凉四性和咸、酸、苦、甘、辛五味,不同的性味决定了它们对气血、阴阳、五脏六腑的不同调节作用,每一种补品只能适用于一定的体质和病情。急性咽炎、慢性咽炎患者多为阴虚之体,病在肺、肾,补剂应选性寒凉,入肺肾二经之品。同时咽炎患者进补时还应注意以下两点:一是,急性咽炎或慢性咽炎急性发作，表证未解时，不宜服用补品，以免诱邪深入，延长病程。表证的表现有恶寒发热、无汗或汗出不畅、头痛、肢体酸痛、舌苔薄、脉浮，待表证解除后，再酌情服食补品。二是，实热证者不宜服食补品，以免恋邪不出，延长病程。实热证的表现有咽痛剧烈、咳嗽痰黄、口干口臭、大便秘结、小便黄赤、舌苔厚腻、脉实有力。当然，有些慢性咽炎患者常常是虚实夹杂，邪实正虚，此时应分清正虚为主，还是邪实为主，对于正虚较严重的，可酌情服食恰当的补品，而以邪实为重者，当不用或慎用补品。

咽炎患者之补品，主要有补肺阴和补肾阴两个方面，同时有药物类和食物类。就咽炎患者常用的药物类补品来说，补肺阴常用西洋参、黄精、北沙参、麦冬、天冬、玉竹、百合等，补肾阴则常用熟地黄、柏子仁、石斛、何首乌、枸杞子、天冬、女贞子、山茱萸、龟甲等。就咽炎患者常用的食物类和药食两用之补品来说，补肺阴常用银耳、木耳、燕窝、猪肉、猪肺、白鸭肉、鸭蛋、豆腐、豆浆、雪梨、甘蔗、罗汉果、蜂蜜等，补肾阴则常用银耳、羊奶、乌骨鸡、龟肉、淡菜、鲈鱼、黑芝麻、黑大豆等。

13. 药茶能调治咽炎吗

茶不仅可单独冲泡饮用，也可与中药配合组成"药茶"冲泡或煎煮饮用，是人们日常生活中不可缺少的饮品。我国茶文化源远流长，历代医药学家都很重视茶叶的保健价值和对茶剂的研究，在浩如烟海的古医籍中记载了大量的药茶,如《外台秘要》中有消渴茶,《太平圣惠方》中记载有药茶方 10 余种,《食鉴本草》中亦有药茶方多种。《本草纲目》中说:"茶饮之,使人益思、少卧、轻身、明目,利小便,去疾热"。合理的用茶不仅能爽神益智,对多种疾病还有辅助治疗作用。药茶疗法就是应用某些中药加工制成茶剂,用于治疗调养有关疾病的一种独特防病治病方法。而茶剂则是指含有茶叶或不含茶叶的药物,经过沸水冲泡或煎煮取汁,代茶饮用的一种制剂。

药茶疗法对防病治病、养生保健起着重要作用。药茶有治疗效果而无明显不良反应,所用药物容易购买,并且配制简单,饮用方便,价格低廉,患者可以自己动手制作,故颇受人们喜爱,很多慢性病患者乐于采取药茶疗法进行调理。药茶也是人们调治咽炎的常用方法之一,急性咽炎、慢性咽炎患者根据病情的不同选用适宜的药茶进行调理,确实能调和阴阳气血,调整脏腑功能,清热解毒,养阴润肺,活血化瘀,消肿止痛,达到改善或消除咽部疼痛不适等症状,促使疾病顺利康复,防止病情反复的目的。当然,药茶疗法也有一定的局限性,其作用较弱,见效较慢,过多饮用还可引发胃脘部不适等,所以在采用药茶疗法调理时,应注意适时适量,同时还应注意与药物治疗、饮食调养、起居调摄等其他治疗调养方法配合,以提高临床疗效。

14. 如何用蜂蜜制成茶饮调养咽炎

蜂蜜亦称蜂糖,是由蜜蜂采集花粉酿制而成。蜂蜜是大自然赠予人们的奇异礼物，不仅味道甜美，营养丰富，也是治疗多种疾病的良药，被誉为"健康之友"。中医学认为，蜂蜜味甘，性平，具有滋养补中，化痰止咳，清热解毒，健脾益胃，养血护肝，润肠通便，缓急止痛，润喉利咽，益寿养颜，强壮身体等作用，是男女老幼皆宜的优良食品和良药。

据测定，蜂蜜中含有60多种有机成分和无机成分，主要成分是糖类，其中果糖占39％，葡萄糖占34％，蔗糖占8％，其次是蛋白质、糊精、脂肪、多种有机酸、酶类和维生素，故是滋补上品。现代研究表明，常吃蜂蜜可促进人体组织的新陈代谢，调整胃肠功能，增进食欲，改善血液循环，恢复体力，消除疲劳，提高性功能，增强记忆，润肺止咳，防止大便秘结、咽喉肿痛和痔疮、肛裂。因此，蜂蜜对体质虚弱者及高血压、冠心病、神经衰弱、慢性支气管炎、急性咽炎、慢性咽炎、贫血、失眠、便秘、咽喉肿痛、痔疮、肛裂、慢性胃炎、前列腺炎、前列腺增生等患者都是非常有益的。由于蜂蜜含有的多种氨基酸、维生素及其他营养物质在高温（如加热到97℃以上）时，其中营养素几乎全被破坏，所以食用蜂蜜不能煮沸，也不宜用沸水冲服，最好用低于60℃的温开水冲服，或拌入温牛奶、豆浆、稀粥中服用。另外，食用蜂蜜要注意不吃生蜜，尤其是夏季产的蜜，因为夏季野花众多，蜜蜂采了部分有毒野生植物的花粉，所酿的蜂蜜可引起中毒，夏季酿蜜需经化验加工后方可食用。

15. 以蜂蜜为主要原料制成的茶饮方有哪些

（1）蜂蜜饮

原料：蜂蜜适量。

制作：取温白开水 1 杯，加入蜂蜜适量，搅拌均匀即可。

用法：每日 2～3 杯，随意饮用。

功效：清热解毒，润喉利咽。

适应证：急性咽炎、慢性咽炎咽部不适者。

（2）二花蜂蜜饮

原料：金银花 10 克，蜂蜜适量。

制作：将金银花放入茶杯中，加沸水适量，加盖闷 15 分钟，去渣取汁，再加入蜂蜜适量，搅拌均匀即可。

用法：每日 1～2 剂，代茶饮用。

功效：清热解毒，润喉利咽。

适应证：急性咽炎、慢性咽炎咽部不适。

（3）木蝴蝶蜂蜜茶

原料：木蝴蝶、玄参、麦冬各 10 克，薄荷 3 克，蜂蜜适量。

制作：将木蝴蝶、玄参、麦冬、薄荷一同放入砂锅中，加入清水适量，煎取汁液，再调入蜂蜜，搅拌均匀即可。

用法：每日 1 剂，代茶饮用。

功效：清热利咽，养阴生津。

适应证：肺肾阴虚型慢性咽炎。

（4）罗汉果蜂蜜饮

原料：罗汉果 1/2 个，雪梨 1 个，蜂蜜适量。

制作：将雪梨切碎，与罗汉果一同放入砂锅中，加入清水适量，煎取汁液，再调入蜂蜜，搅拌均匀即可。

用法：每日 1～2 剂，代茶饮用。

功效：清肺利咽，生津润燥。

适应证：肺肾阴虚型慢性咽炎。

（5）蜂蜜核桃仁茶

原料：核桃仁 50 克，茉莉花茶 3 克，蜂蜜适量。

制作：将核桃仁、茉莉花茶分别研为细末，一同放入茶杯中，加沸水冲泡，加盖闷 15 分钟，调入蜂蜜，搅匀即可。

用法：每日 1 剂，代茶饮用。

功效：补肾益肺，清热解毒，润喉利咽。

适应证：慢性咽炎。

（6）胖大海蜂蜜茶

原料：胖大海 3 枚，蜂蜜适量。

制作：将胖大海放入茶杯中，加沸水适量，加盖闷 15 分钟，去渣取汁，再加入蜂蜜适量，搅拌均匀即可。

用法：每日 1～2 剂，代茶饮用。

功效：清肺化痰，润喉利咽。

适应证：急性咽炎、慢性咽炎咽部不适者。

16. 如何用绿茶制成药茶调治咽炎

绿茶是我国的主要茶类之一，是指采取茶树的新叶或芽,未经发酵,经杀青、整形、烘干等式艺而制作的饮品。其制成品的色泽和冲泡后的茶汤较多的保存了鲜茶叶的绿色格调。绿茶具有提神清心、清热解暑、消食化痰、去腻减肥、清心除烦、解毒醒酒、生津止渴、降火明目等多种作用,常饮绿茶能防癌、降脂、杀菌、消炎、抗衰老等。绿茶在我国被称为"国饮",乃健康之液,调养慢性病的佳品。

绿茶对咽炎有较好的调治效果,急性咽炎、慢性咽炎患者宜适当多饮绿茶。日常生活中绿茶除单独冲泡饮用外,还可与其他中药配合制成药茶饮用,下面介绍几种适宜于调理咽炎的药茶方。

(1)绿茶饮

原料:绿茶5克。

制作:将绿茶放入茶壶中,用开水冲泡。

用法:每日1剂,当茶饮用。

功效:清热解毒,止津止渴,降火利咽。

适应证:慢性咽炎。

(2)槐菊茶

原料:槐花3克,菊花6克,绿茶4克。

制作:将槐花、菊花、绿茶一同放入茶壶中,用开水冲泡。

用法:每日1剂,当茶饮用。

功效:疏风清热。

适应证:急性咽炎。

(3)甘草绿茶

原料:甘草6克,绿茶4克。

制作:将甘草粉为细末,与绿茶一同放入茶壶中,用开水冲泡。

用法:每日1剂,当茶饮用。

功效:清热解毒,消炎利咽。

适应证:慢性咽炎,咽喉部疼痛不适者。

(4)桔梗绿茶

原料:桔梗6克,绿茶4克。

制作:将桔梗粉为细末,与绿茶一同放入茶壶中,用开水冲泡。

用法:每日1剂,当茶饮用。

功效:清热消炎,祛痰利咽。

适应证:急性咽炎、慢性咽炎。

(5)橄榄绿茶

原料:橄榄2个,绿茶3克。

制作:将橄榄洗净,切成两半,与绿茶一同放入茶杯中,加沸水冲泡,加盖闷15分钟即可。

用法:每日1剂,当茶饮用。

功效:清热生津止渴。

适应证:阴虚津伤型慢性咽炎。

(6)款冬花茶

原料:款冬花、冰糖各10克,绿茶2克。

制作:将款冬花洗净,与冰糖、绿茶一同放入茶杯中,加沸水冲泡,加盖闷15分钟即可。

用法:每日1剂,当茶饮用。

功效:润肺下气,止咳化痰。

适应证:急性咽炎、慢性咽炎。

17. 如何用胖大海制成药茶调治咽炎

胖大海为梧桐科落叶乔木植物胖大海的成熟种子。中医学认为,胖大海味甘、性寒,归肺、大肠经。具有清肺化痰、利咽开音、润肠通便之功效。可用于治疗肺热声哑、咽喉肿痛、咳嗽、燥热便秘及头痛目赤等。胖大海不仅是化痰止咳、治疗咽喉肿痛的良药,也是人们日常生活中用于预防和调治急性咽炎、慢性咽炎的常用饮品。

急性咽炎、慢性咽炎患者宜适当多饮用胖大海制成的茶饮。急性咽炎、慢性咽炎患者除每次取 2～4 枚胖大海单独用沸水冲泡饮用外,还可与其他中药配合制成药茶饮用。下面介绍几种以胖大海为主要用料的药茶验方,供咽炎患者选用。

(1)大海茶

原料:胖大海 4 枚。

制作:将胖大海放入保温杯中,加适量沸水冲泡,加盖闷 15 分钟即可。

用法:每日 1 剂,代茶饮用。

功效:清肺化痰,利咽开音。

适应证:急性咽炎、慢性咽炎。

(2)胖梅饮

原料:胖大海 3 枚,腌酸梅 3 个,冰糖适量。

制作:将胖大海、腌酸梅一同放入砂锅中,加入清水适量,煎取汁液,再入冰糖充分搅拌,使其完全溶化即可。

　　用法:每日1剂,分3次代茶饮用。

　　功效:清热生津,化痰利咽。

　　适应证:阴虚内热型咽炎,有咽痛者。

　　(3)青果茶

　　原料:青果、麦冬各10克,胖大海3枚。

　　制作:将青果、麦冬、胖大海分别洗净,一同放入砂锅中,加入清水适量,煎取汁液即可。

　　用法:每日1剂,代茶饮用。

　　功效:清热利咽,养阴生津。

　　适应证:急性咽炎、慢性咽炎。

　　(4)清热利咽茶

　　原料:胖大海3枚,金银花、玄参、生甘草各3克。

　　制作:将胖大海、金银花、玄参、生甘草分别洗净,一同放入茶杯中,加沸水冲泡,加盖闷15分钟即可。

　　用法:每日1剂,代茶饮用。

　　功效:清热养阴,解毒利咽。

　　适应证:急性咽炎、慢性咽炎。

　　(5)大海银花茶

　　原料:胖大海3枚,金银花、玄参、穿心莲各3克,薄荷2克。

　　制作:将胖大海、金银花、玄参、穿心莲、薄荷分别洗净,一同放入茶杯中,加沸水冲泡,加盖闷15分钟即可。

用法：每日 1 剂，代茶饮用。

功效：疏风清热，滋阴利咽。

适应证：风热侵袭型急性咽炎及慢性咽炎复感风热急性发作者。

（6）双根大海饮

原料：板蓝根 15 克，山豆根、甘草各 10 克，胖大海 3 枚。

制作：将板蓝根、山豆根、甘草、胖大海分别洗净，一同放入保温杯中，加沸水冲泡，加盖闷 15 分钟即可。

用法：每日 1 剂，代茶饮用。

功效：清热解毒利咽。

适应证：肺热火毒咽炎，咽部疼痛不适者。

18. 如何用金银花制成药茶调治咽炎

金银花为忍冬科多年生半常绿缠绕性木质藤本植物忍冬的花蕾。中医学认为，金银花味甘，性寒，归肺、心、胃经。具有清热解毒、疏散风热之功效。金银花可用于治疗痈肿疔疮、外感风热、温病初起、热毒血痢及咽喉肿痛等。金银花不仅是临床常用的清热解毒药，也是日常生活中用于预防和调养"上火"的常用饮品，人们为了清内热、降内火，常用金银花泡茶饮用，就是这个道理。

用急性咽炎、慢性咽炎患者宜适当多饮用金银花制成的茶饮。下面介绍几种以金银花为主要用料的药茶验方，供咽炎患者选用。金银花其性苦寒，脾胃虚寒者忌用。

(1)金银花茶

原料:金银花 10 克。

制作:将金银花洗净,放入保温杯中,加适量沸水冲泡,加盖闷 15 分钟即可。

用法:每日 1 剂,代茶饮用。

功效:清热解毒,利咽消肿。

适应证:急性咽炎、慢性咽炎。

(2)金银花菊花茶

原料:金银花、菊花各 10 克。

制作:将金银花、菊花分别洗净,一同放入保温杯中,加适量沸水冲泡,加盖闷 15 分钟即可。

用法:每日 1 剂,代茶饮用。

功效:清热解毒,疏散风热,利咽消肿。

适应证:急性咽炎咽喉肿痛者。

(3)金银花薄荷茶

原料:金银花 10 克,薄荷 6 克。

制作:将金银花、薄荷分别洗净,一同放入保温杯中,加适量沸水冲泡,加盖闷 15 分钟即可。

用法:每日 1 剂,代茶饮用。

功效:清热解毒,疏散风热,利咽消肿。

适应证:急性咽炎咽喉肿痛者。

(4)桔梗二花甘草茶

原料:金银花、桔梗各 10 克,甘草 5 克。

制作:将金银花、桔梗、甘草一同放入砂锅中,加入清水适量,水煎去渣取汁。

用法:每日 1 剂,代茶饮用。

功效:清热解毒,祛痰止咳,利咽开音。

适应证:急性咽炎、慢性咽炎。

(5)金银花板蓝根茶

原料:金银花 10 克,板蓝根 60 克,白糖适量。

制作:先将金银花、板蓝根洗净,一同放入砂锅中,加入清水约 600 毫升,煎取药汁约 300 毫升,把白糖加入药汁中,调匀即可。

用法:每日 3 次,代茶饮用。

功效:清热解毒,利咽消肿。

适应证:急性咽炎、慢性咽炎。

(6)金银花玫瑰茶

原料:金银花 10 克,龙井茶 3 克,干玫瑰花 6 克。

制作:将金银花、龙井茶、干玫瑰花一同放入茶杯中,加入适量开水,加盖闷泡 15 分钟即可。

用法:每日 1 剂,代茶饮用。

功效:清热解毒,理气解郁,利咽消肿。

适应证:急性咽炎、慢性咽炎。

19. 适宜于咽炎患者的药茶验方有哪些

(1)二鲜饮

原料:鲜藕、鲜白茅根各 120 克。

制作:将鲜藕洗净,切成小片;鲜白茅根洗净,切碎。将藕片、鲜白茅根一同放入砂锅中,加入清水适量,煎取汁液。

用法:每日1剂,不拘时代茶饮用。

功效:清热解毒。

适应证:急性咽炎、慢性咽炎。

(2)玄甘饮

原料:玄参、麦冬、木蝴蝶、罗汉果、甘草各5克。

制作:将玄参、麦冬、木蝴蝶、罗汉果、甘草分别洗净,一同放入茶杯中,加沸水冲泡,加盖闷15分钟即可。

用法:每日1剂,代茶饮用。

功效:清咽润肺。

适应证:急性咽炎、慢性咽炎。

(3)枇杷饮

原料:枇杷叶、鲜芦根各10克。

制作:将枇杷叶刷去毛,洗净,烘干;芦根洗净,切片。把枇杷叶、芦根一同放入砂锅中,加入清水适量,大火煮沸后,改用小火慢煮20~30分钟即可。

用法:每日1剂,代茶饮用。

功效:清热养肺利咽,化痰止咳。

适应证:急性咽炎、慢性咽炎。

(4)麦地饮

原料:麦冬60克,生地黄30克。

制作:将麦冬、生地黄分别洗净,一同放入砂锅中,加入清水适量,煎取汁液即可。

用法:每日1剂,代茶饮用。

功效：养阴生津。

适应证：慢性咽炎。

（5）蒲公英茶

原料：鲜蒲公英 30 克。

制作：将鲜蒲公英放入砂锅中，加入清水适量，煎煮 20 分钟，去渣取汁即可。

用法：每日 1 剂，代茶饮用。

功效：清热解毒消肿。

适应证：急性咽炎、慢性咽炎。

（6）马齿苋茶

原料：鲜马齿苋 100 克。

制作：将鲜马齿苋放入砂锅中，加入清水适量，煎煮 20 分钟，去渣取汁即可。

用法：每日 1 剂，代茶饮用。

功效：清热解毒消肿。

适应证：急性咽炎、慢性咽炎。

（7）木蝴蝶茶

原料：木蝴蝶 3 克，麦冬、野菊花、金银花各 9 克。

制作：将木蝴蝶、麦冬、野菊花、金银花分别洗净，一同放入砂锅中，加入清水适量，煎取汁液即可。

用法：每日 1 剂，代茶饮用。

功效：清热利咽，养阴生津。

适应证：急性咽炎、慢性咽炎。

(8)鲜丝瓜汁

原料:鲜丝瓜 750 克。

制作:将鲜丝瓜洗净,用开水浸泡一下,削去外皮,切成小块,放入榨汁机榨取汁液即可。

用法:每日 1 剂,代茶饮用。

功效:清热利咽生津。

适应证:阴虚内热型慢性咽炎。

(9)罗汉果茶

原料:罗汉果 1 个。

制作:将罗汉果洗净,切碎,放入保温杯中,加沸水冲泡,加盖闷 15 分钟即可。

用法:每日 1 剂,代茶饮用。

功效:清肺化痰,止渴润喉。

适应证:急性咽炎、慢性咽炎。

(10)天花粉茶

原料:天花粉、麦冬、芦根、白茅根各 30 克,生姜 6 克。

制作:将天花粉、麦冬、芦根、白茅根、生姜一同放入砂锅中,加入清水适量,水煎去渣取汁。

用法:每日 1 剂,代茶饮用。

功效:清热生津,润燥利咽。

适应证:急性咽炎、慢性咽炎。

(11)鲜番茄汁

原料:鲜番茄 150 克。

制作:将鲜番茄洗净,用开水浸泡一下,剥去外皮,切成小块,放入榨汁机榨取汁液即可。

用法:每日1剂,代茶饮用。

功效:生津止渴,清热健胃。

适应证:急性咽炎、慢性咽炎。

(12)瓜皮荷叶茶

原料:新鲜西瓜皮250克,鲜荷叶30克。

制作:将新鲜西瓜皮、鲜荷叶分别洗净,切碎,一同放入砂锅中,加入清水适量,水煎去渣取汁。

用法:每日1剂,代茶饮用。

功效:清热生津止渴。

适应证:急性咽炎、慢性咽炎。

(13)雪梨鲜藕汁

原料:雪梨、鲜藕各500克。

制作:将雪梨洗净,剥皮,去核,切成小粒;鲜藕洗净,去节,切成小粒。把雪梨粒、鲜藕粒混匀,用纱布绞汁即可。

用法:每日1剂,不拘时代茶饮用。

功效:清热化痰利咽,润肺止咳。

适应证:急性咽炎、慢性咽炎。

(14)紫草菊花饮

原料:紫草15克,菊花10克。

制作:将紫草、菊花一同放入砂锅中,加入清水适量,煎取汁液即可。

用法:每日1剂,代茶饮用。

功效:清热解毒。

适应证:急性咽炎。

(15)青果芦根饮

原料:青果 10 个,鲜芦根 4 支。

制作:将青果洗净,去核;鲜芦根洗净,切碎。将青果和鲜芦根一同放入砂锅中,加入清水适量,煎取汁液即可。

用法:每日 1 剂,代茶饮用。

功效:清热利咽,生津润喉。

适应证:急性咽炎、慢性咽炎。

(16)雪梨青果茶

原料:雪梨 1 个,青果 3 个。

制作:将雪梨洗净,去皮、核,切碎,放入茶杯中,用白糖浸渍半小时,再加入洗净并捣烂的青果,加沸水冲泡,稍凉后即可。

用法:每日 1 剂,代茶饮用。

功效:养阴润燥,清热利咽。

适应证:急性咽炎、慢性咽炎。

(17)雪梨罗汉果饮

原料:雪梨 1 个,罗汉果 1/2 个。

制作:将雪梨洗净,去皮、核,切碎;罗汉果洗净,打碎。把雪梨和罗汉果一同放入砂锅中,加入清水适量,煎取汁液即可。

用法:每日 1 剂,分早晚代茶饮用。

功效:养阴润燥,清热利咽。

适应证:急性咽炎、慢性咽炎。

20. 应用药茶调治咽炎应注意什么

为了保证药茶调治咽炎安全有效,避免不良反应发生,在应用药茶调治咽炎时,应注意以下几点。

(1)掌握好适应证:要掌握好药茶疗法的适应证,严防有禁忌证的咽炎患者用药茶调治。不论是急性咽炎还是慢性咽炎,对病情较轻患者而言,均可采用药茶疗法进行调治,以减轻或缓解咽部疼痛不适、异物感等症状。但对病情较重之患者,尤其是病情较重之急性咽炎患者,则非药茶疗法所适宜,对伴有严重心、脑、肺、肾等疾病的患者也不宜单独应用药茶疗法。

(2)谨防原料霉变:加工制作药茶的原料茶叶和中药容易受潮霉变,如果出现霉变,不但没有香味和药用价值,而且含有真菌毒素,对人体危害极大,故应谨防药茶霉变。

(3)辨证选用药茶:由于药茶所选用中药的不同,不同药茶有其各不相同的适用范围,咽炎患者要在医生的指导下,全面了解药茶的功效和适应证,结合自己的病情辨证选用药茶,不加分析地乱饮药茶不但难以获取调治咽炎的效果,还易出现诸多不适。

(4)妥善保管药茶:制作好的药茶宜置于低温干燥处密封保存,在潮湿的环境中不宜经常打开,以免受潮。药茶不要与有异味的物品放在一起,以防串味。一次制作的药茶不要太多,防止时间久而变质。

(5)恰当服用药茶:药茶冲泡或煎煮后应尽量当日饮用

完,不要放置时间太长,更不能喝隔夜茶,避免被细菌污染变质。在饮用药茶时还应注意适当忌口,饮用药茶的量要适当,太少达不到调治疾病的效果,太多则易影响消化功能,出现不良反应,反而不利于咽炎的治疗康复。咽炎患者宜少量多次饮用,尽可能让其在咽部停留较长的时间。由于某些药茶比较苦,难以下咽,在不影响药茶疗效的前提下,可适当加些矫味品,如冰糖、白糖、红糖、蜂蜜、炙甘草等。

(6)注意配合他法:药茶疗法有一定的局限性,其作用较弱,见效较慢,在采用药茶疗法调治咽炎时,还应注意与药物治疗、饮食调养、起居调摄、情志调节等其他治疗调养方法配合,以提高临床疗效。

21. 适宜于咽炎患者食用的粥类食疗方有哪些

(1)玉枣粥

原料:玉竹 15 克,大枣 10 枚,大米 100 克。

制作:将玉竹洗净,水煎去渣取汁,把大枣、大米淘洗干净,与药汁一同倒入锅中,再加清水适量,共煮成粥即可。

用法:每日分早晚餐温热食用,或不拘时食用。

功效:滋阴清热养胃。

适应证:肺胃热盛型急性咽炎、肺肾阴虚型慢性咽炎。

(2)生地黄粥

原料:大米 100 克,蜂蜜 30 毫升,新鲜生地黄适量。

制作:将新鲜生地黄洗净,切段,榨取汁液备用。把大米淘洗干净,放入锅中,加入清水适量,大火煮沸后,入适量地黄汁液,改用小火慢煮,至米熟粥成,再加蜂蜜调匀即可。

用法:每日分早晚温热食用。

功效:清热生津。

适应证:急性咽炎、慢性咽炎,出现咽干口渴症状者。

(3)黄瓜薏苡粥

原料:黄瓜 150 克,薏苡仁 50 克,大米 100 克。

制作:把黄瓜洗净,切成碎片,备用;薏苡仁、大米分别淘洗干净。把薏苡仁、大米一同放入砂锅中,加入清水适量,大火煮沸后,改用小火煮粥,至薏苡仁、大米熟烂粥将成时,加入黄瓜碎片,再煮 2～3 分钟即可。

用法:每日 1 剂,分早晚温热食用。

功效:清热养阴,解毒消肿。

适应证:肺肾阴虚型、痰火郁结型慢性咽炎。

(4)荸荠雪梨粥

原料:雪梨 1 个,百合 15 克,荸荠、大米各 100 克,冰糖适量。

制作:将雪梨洗净,去皮、核,切成薄片;荸荠洗净,去皮,切成小块;百合洗净。把淘洗干净的大米放入锅中,加入清水适量,大火煮沸后,加入雪梨片、荸荠块和百合,改用小火慢煮,待粥将成时调入冰糖搅匀,再稍煮即可。

用法:每日 1 剂,分 1～2 次温热食用。

功效:清热生津,润肺止咳。

适应证:急性咽炎、慢性咽炎。

（5）萝卜桔梗粥

原料：桔梗 10 克，大米 100 克，新鲜白萝卜适量。

制作：将新鲜白萝卜洗净，切成细粒；桔梗淘洗干净，切碎。把萝卜粒、桔梗与淘洗干净的大米一同放入锅中，再加入清水适量，共煮成粥即可。

用法：每日 1 剂，分早晚温热食用。

功效：祛痰止咳利咽，消食导滞和中。

适应证：慢性咽炎。

（6）丝瓜虾皮粥

原料：丝瓜 500 克，虾皮 15 克，粟米 100 克，葱花、生姜末、食盐、味精、黄酒各适量。

制作：将丝瓜削去薄层外皮，洗净，切成小块备用。把粟米淘洗干净，放入锅中，加入清水适量，大火煮沸后改用小火煮粥，待米熟粥将成时，放入丝瓜块及虾皮，再加葱花、生姜末、食盐、味精，烹入黄酒，搅匀，继续煮至米熟粥成即可。

用法：每日 1 剂，分早晚随餐食用。

功效：清热化痰，生津除烦。

适应证：急性咽炎、慢性咽炎。

（7）鲜藕绿豆粥

原料：鲜藕 50 克，绿豆、大米各 30 克，白糖适量。

制作：先将绿豆洗干净，放入锅中，加入清水适量，煮沸，再入淘洗干净的大米，煮至绿豆、大米半熟时，入洗净、切成小片的鲜藕，继续煮至绿豆、大米熟透粥成即可。

用法:每日分早晚温热食用。

功效:清热解毒,生津润燥。

适应证:急性咽炎、慢性咽炎。

22. 适宜于咽炎患者食用的菜肴类食疗方有哪些

(1)炒丝瓜

原料:嫩丝瓜250克,植物油、蒜片、虾皮、酱油、食盐、香油各适量。

制作:将丝瓜刮去皮,洗净,切成片,放入盘中备用。炒锅上大火,加入植物油烧热,放入蒜片、虾皮,翻炒出香味后下丝瓜片,再加食盐、酱油,继续翻炒至丝瓜片熟透,淋上香油即可。

用法:每日1～2次,佐餐食用。

功效:凉血解毒。

适应证:急性咽炎、慢性咽炎,以咽部干痛不适为主要症状者。

(2)蜂蜜鸡蛋

原料:蜂蜜20毫升,鸡蛋1个,香油适量。

制作:将鸡蛋打入碗中,搅匀,取沸水冲熟,调入蜂蜜和香油即可。

用法:每日早晚空腹食用。

功效:滋阴降火,生津润燥。

适应证:急性咽炎、慢性咽炎。

(3)苦瓜炒牡蛎

原料:苦瓜 450 克,牡蛎 150 克,葱花、植物油、食盐、湿淀粉各适量。

制作:将苦瓜洗净,切成片;牡蛎洗净,用开水烫 10 分钟捞出。炒锅上大火,放入植物油,烧热后投入葱花爆香,再下苦瓜片稍炒片刻,倒入适量清水,以中火烧至七成熟,加入牡蛎,继续煮至苦瓜和牡蛎熟透,用食盐调味、湿淀粉勾芡即可。

用法:每日 1 次,佐餐食用。

功效:清热解毒。

适应证:热毒壅盛型咽炎。

(4)百合炒芹菜

原料:鲜百合 200 克,芹菜 500 克,食盐、味精、白糖、黄酒、植物油、葱花各适量。

制作:将芹菜摘去根和老叶,洗净,放入沸水锅中烫透捞出,沥净水,大棵根部(连同部分茎)先竖刀切成 2～3 瓣,再横刀切成约 3 厘米长的段;百合去杂质,洗净,剥成片。炒锅上火,放入植物油烧热,下葱花炝锅,随即倒入百合瓣、芹菜段继续煸炒透,烹入黄酒,加入白糖、食盐、味精及少许清水,翻炒几下,出锅装盘即可。

用法:当菜佐餐,随意食用。

功效:滋阴降火,养肺止咳。

适应证:急性咽炎、慢性咽炎。

（5）素炒大白菜

原料：大白菜 250 克，植物油 10 克，酱油 25 克，食盐适量。

制作：将白菜洗净，切成段，备用。炒锅上大火，放入植物油，烧热后把切好的白菜放入锅中，用大火快炒至半熟，放入酱油、食盐，再稍炒片刻至熟即可。

用法：每日 1～2 次，佐餐食用。

功效：解热除烦，养阴润燥。

适应证：急性咽炎、慢性咽炎。

（6）荸荠糖醋木耳

原料：荸荠 100 克，水发黑木耳 200 克，植物油、酱油、白糖、食醋、水淀粉各适量。

制作：将荸荠去皮，洗净，切成片；水发黑木耳洗净，撕碎。炒锅上大火，放入植物油，烧至八成热，入荸荠片、木耳翻炒几下，加清水少许，加盖焖片刻，再放入酱油、白糖、食醋，烧开后用水淀粉勾芡即可。

用法：每日 1～2 次，佐餐食用。

功效：清热生津。

适应证：肺胃热盛型急性咽炎、肺肾阴虚型慢性咽炎。

23. 适宜于咽炎患者食用的汤羹类食疗方有哪些

（1）茭白芹菜汤

原料：茭白 30 克，芹菜 50 克，食盐适量。

制作:将茭白洗净,与洗净并切条的芹菜一同放入锅中,加入清水适量,共煮成汤,加食盐调味即可。

用法:每日 2～3 次,吃茭白、芹菜,并喝汤。

功效:清热除烦,生津润肺。

适应证:急性咽炎、慢性咽炎。

(2)蚌肉苦瓜汤

原料:蚌肉 100 克,苦瓜 250 克,生姜末、十三香、食盐各适量。

制作:将蚌肉洗净,切碎;苦瓜洗净,去子,切成细丝。蚌肉、苦瓜丝一同放入锅中,加入清水适量,大火煮沸后,改用小火继续煮至肉熟汤成,加入生姜末、十三香、食盐,再稍煮即可。

用法:每日 1 次,食蚌肉、苦瓜,喝汤。

功效:清热解毒,除烦止渴。

适应证:急性咽炎、慢性咽炎。

(3)绿豆海蜇汤

原料:绿豆、海蜇皮各 50 克。

制作:将海蜇皮洗净,切成细条;绿豆淘洗干净。把绿豆、海蜇条一同放入锅中,加入清水适量,共煮成汤,加食盐调味即可。

用法:食海蜇、绿豆,喝汤,每日 1～2 次。

功效:清热生津,化痰止咳。

适应证:急性咽炎、慢性咽炎。

（4）海蜇荸荠汤

原料：海蜇头 30 克，荸荠 6 枚。

制作：将海蜇头洗净，切碎；荸荠去皮，洗净，切成片。把海蜇粒与荸荠片一同放入锅中，加入适量清水，煮沸 10 分钟即可。

用法：每日 1～2 次，佐餐食用。

功效：养阴清热。

适应证：肺胃热盛型急性咽炎、肺肾阴虚型慢性咽炎。

（5）芹菜大枣汤

原料：芹菜 200 克，大枣 6 枚，白糖适量。

制作：将芹菜洗净，切碎，与大枣一同放入锅中，加入清水适量，大火煮沸后，改用小火慢煮，至芹菜、大枣熟烂汤成，再加入白糖，搅拌均匀即可。

用法：每日 2 次，空腹温热食用。

功效：清热泻火。

适应证：肺胃热盛型急性咽炎。

（6）鱼腥草瘦肉汤

原料：鱼腥草 60 克，猪瘦肉 100 克，食盐适量。

制作：将鱼腥草洗净，切成段；猪瘦肉洗净，切成小块。把鱼腥草、猪肉一同放入砂锅中，加入清水适量大火煮沸后，改用小火慢炖，待猪肉熟烂，再放入食盐调味即可。

用法：每日 1 次，食肉，喝汤。

功效：清热解毒，润肺止咳。

适应证：急性咽炎、慢性咽炎。

287

(7)薏苡仁赤豆大枣汤

原料:薏苡仁、赤小豆各 30 克,大枣 6 枚,白糖适量。

制作:将薏苡仁、赤小豆、大枣分别洗净,一同放入锅中,加入清水适量,用小火慢炖 1 小时左右,待薏苡仁、赤小豆熟烂后,加入白糖调匀即可。

用法:每日 2 次,空腹温热食用。

功效:清热除湿,解毒消肿。

适应证:急性咽炎、慢性咽炎。

24. 适宜于咽炎患者食用的滋膏类食疗方有哪些

(1)青果膏滋

原料:鲜青果 5 000 克,蜂蜜 1 500 克。

制作:将鲜青果水煎去渣取汁,煮沸收清膏 500 克,调入蜂蜜收稠膏,装瓶即可。

用法:每次 30 克,用温开水冲服,每日 2～3 次。

功效:清热解毒,润燥利咽。

适应证:急性咽炎。

(2)百部蜜膏

原料:百部 500 克,蜂蜜适量。

制作:将百部加水煎煮 3 次,取汁浓缩,再加蜂蜜收膏即成。

用法:每次 1 小匙,用温开水送服,每日 2～3 次。

功效:清肺化痰,利咽止咳。

适应证:肺阴虚型慢性咽炎。

(3)橄榄膏滋

原料:鲜橄榄4 800克,冰糖12 500克。

制作:将鲜橄榄水煎1次,去核,再水煎1次,把2次药液混合,过滤浓缩,再加入冰糖收膏即可。

用法:每次1小匙,用开水化服,每日2～3次。

功效:清热解毒,化痰利咽。

适应证:急性咽炎,咽喉肿痛、吞咽不利、咽干口燥者。

(4)芹菜蜜膏

原料:芹菜、蜂蜜各250克。

制作:将芹菜捣烂取汁,与蜂蜜调和煎熬成膏即成。

用法:每次5毫升,温开水送服,每日3～4次。

功效:清热利咽,生津润燥。

适应证:慢性咽炎咽干口燥者。

(5)川贝母雪梨膏

原料:雪梨5个,川贝母10克,冰糖150克。

制作:将雪梨洗净,去皮,去核,切成小块,与洗净的川贝母一同放入砂锅中,水煎去渣取汁,浓缩,再加入冰糖收膏即可。

用法:每次1小匙,用温开水送服,每日2～3次。

功效:清热润肺,化痰利咽。

适应证:急性咽炎、慢性咽炎。

25. 风热侵袭型急性咽炎患者可选用哪些食疗方

　　风热侵袭型急性咽炎的饮食调养宜以疏风清热、宣肺利咽为原则,食疗方可选用菊花粥、菊苗粥、瓜皮番茄汤、蒲公英绿豆汤等。

　　(1)菊花粥

　　用料:菊花末 10 克,大米 50 克。

　　制作:将大米淘洗干净,放入锅中,加水煮粥,待粥熟时调入菊花末,再煮 1～2 沸即可。

　　用法:每日早晚温热食用。

　　(2)菊苗粥

　　用料:甘菊新鲜嫩芽或幼苗 70 克,大米 100 克,冰糖适量。

　　制作:将菊苗洗净,切细,水煎取汁,与淘洗干净的大米、冰糖一同放入锅中,再加清水适量,煮成稀粥即可。

　　用法:每日早晚温热食用。

　　(3)瓜皮番茄汤

　　用料:番茄 100 克,西瓜皮、冬瓜皮各 50 克。

　　制作:将番茄、冬瓜皮、西瓜皮分别洗净,切成块,一同放入锅中,加入清水适量,大火煮沸后,改用小火煮至番茄和西瓜皮、冬瓜皮熟透即可。

　　用法:每日 1 次,食番茄、西瓜皮、冬瓜皮,喝汤。

（4）蒲公英绿豆汤

用料：蒲公英 30 克，紫花地丁 20 克，绿豆 60 克。

制作：将蒲公英、紫花地丁水煎去渣取汁，与淘洗干净的绿豆一同煮粥即可。

用法；每日 2 次，空腹温热食用。

26. 风寒袭表型急性咽炎患者可选用哪些食疗方

风寒袭表型急性咽炎的饮食调养宜以辛凉解表、疏风散寒为原则，食疗方可选用紫苏粥、银耳桔梗苗、葱姜萝卜煲豆腐、豆豉青豆烧荸荠等。

（1）紫苏粥

用料：紫苏 10 克，大米 50 克。

制作：将紫苏水煎去渣取汁，与淘洗干净的大米一同煮汤即可。

用法；每日 2 次，空腹温热食用。

（2）银耳桔梗苗

用料：银耳 50 克，桔梗苗 250 克，葱丝、生姜末各 5 克，食盐、味精、植物油各适量。

制作：将桔梗嫩苗去杂，洗净；银耳洗净，泡发，备用。炒锅上大火，加入植物油，烧热后放入葱丝、生姜末，煸香，再放入桔梗苗、银耳及食盐、味精，急速翻炒，断生入味即可。

用法：每日 1～2 次，佐餐食用。

（3）萝卜煲豆腐

用料：白萝卜 300 克，豆腐 200 克，生姜、葱白、食盐各适量。

制作：将白萝卜、豆腐分别洗净，切成块，一同放入锅中煮熟，再加入捣碎的生姜、葱白、食盐调味即可。

用法：每日早晚佐餐食用。

（4）豆豉青豆烧荸荠

用料：荸荠 500 克，豆豉、青豆、食盐、味精、料酒、清汤、生姜末、植物油各适量。

制作：将荸荠洗净，去皮，切片；青豆淘洗干净。炒锅上大火，放入植物油，烧热时入生姜末，煸炒出香味后下豆豉、青豆，再放入荸荠片，炒至八成熟，加清汤、食盐，再烧 10 分钟左右，用料酒、味精调味即可。

用法：每日 1～2 次，佐餐食用。

27. 肺胃热盛型急性咽炎患者可选用哪些食疗方

肺胃热盛型急性咽炎的饮食调养宜以泻热解毒、利咽消肿为原则，食疗方可选用槐花芹菜粥、三黄地胆粥、马齿苋绿豆汤、银花甘草绿豆羹等。

（1）槐花芹菜粥

用料：槐花 20 克，芹菜、大米各 50 克，红糖适量。

制作：把槐花、芹菜分别淘洗干净，烘干，研为细末，备用。将大米淘洗干净放入锅中，加入清水适量，大火煮沸后,改用小火煮粥,至米熟粥将成时,加入槐花末、芹菜末和红糖搅匀,再稍煮片刻即可。

用法:每日 1 次,早餐食用。

(2)三黄地胆粥

用料:大黄、黄连、黄芩、生地黄、龙胆草、当归各 10 克,大米 100 克,红糖适量。

制作:将大黄、黄连、黄芩、生地黄、龙胆草、当归水煎去渣取汁,备用。把淘洗干净的大米放入锅中,加清水适量煮粥,待米熟粥将成时,加入药汁及红糖,再稍煮片刻搅匀即可。

用法:每日早晚空腹温热食用。

(3)马齿苋绿豆汤

用料:马齿苋 250 克,绿豆、猪瘦肉各 100 克,香油、食盐、味精各适量。

制作:将马齿苋去根及老茎,洗净,切成段,备用。把绿豆淘洗干净,放入煲内,加清水适量,用小火煮约 15 分钟,再放入洗净、切成小粒的猪瘦肉及马齿苋,继续煮至猪瘦肉熟烂,加入食盐、味精、香油调味即可。

用法:每日早晚佐餐食用。

(4)银花甘草绿豆羹

用料:金银花 30 克,绿豆 100 克,甘草 5 克。

制作:将金银花、甘草水煎去渣取汁,再以药汁煮绿豆成羹即可。

用法:每日早晚佐餐食用。

28. 肺肾阴虚型慢性咽炎患者可选用哪些食疗方

肺肾阴虚型慢性咽炎的饮食调养宜以滋养肺肾、降火利咽为原则,食疗方可选用百合生地黄粥、荸荠芹菜汤、乌龟百合汤、紫菜黄瓜汤等。

(1)百合生地黄粥

用料:生地黄 30 克,百合、大米各 50 克。

制作:将生地黄洗净,水煎去渣取汁,把百合、大米淘洗干净,与药汁一同倒入锅中,再加清水适量,共煮成粥即可。

用法:每日早晚温热食用。

(2)荸荠芹菜汤

用料:荸荠 100 克,芹菜 80 克,荠菜 60 克,植物油、食盐、味精各适量。

制作:将荸荠去皮,洗净,十字切开;芹菜洗净,切成小段入沸水中焯一下;荠菜洗净,切碎。然后起油锅,加热后放入芹菜翻炒 3 分钟,加入荸荠和适量清水,煮沸 5 分钟后再加入荠菜,炖两沸放入食盐、味精调味即可。

用法:每日早晚食用。

(3)乌龟百合汤

用料:乌龟肉 250 克,百合 50 克,大枣 10 枚。

制作:将乌龟肉洗净,切成小块,与洗净的百合、大枣一同放入砂锅中,加入清水适量,大火煮沸后,改用小火慢炖至乌龟肉熟烂即可。

用法：每日 1 次，随量食肉，喝汤。

（4）紫菜黄瓜汤

用料：水发紫菜 250 克，黄瓜 100 克，食盐、味精、酱油、香油、素汤各适量。

制作：将水发紫菜洗净；黄瓜洗净，切成片备用。锅中放入素汤，烧沸后放入食盐、酱油、黄瓜片，大火煮沸后，加入水发紫菜及味精，淋上香油，再稍煮即可。

用法：每日 1～2 次，食黄瓜、紫菜，喝汤。

29. 脾肾阳虚型慢性咽炎患者可选用哪些食疗方

脾肾阳虚型慢性咽炎的饮食调养宜以补益脾肾、温阳利咽为原则，食疗方可选用松芝核贝粥粥、山药莲子扁豆粥、山药银耳大枣汤、黑豆莲藕乳鸽汤等。

（1）松芝核贝粥粥

用料：松子仁、黑芝麻、核桃仁各 20 克，川贝母 15 克，大米 100 克，蜂蜜适量。

制作：先将松子仁、黑芝麻、核桃仁、川贝母分别研为细末，与淘洗干净的大米一同放入锅中，加入清水适量煮粥，待粥将成时调入蜂蜜搅匀，再稍煮即可。

用法：每日早晚温热食用。

（2）山药莲子扁豆粥

用料：山药、桔梗、莲子、扁豆各 15 克，大米 50 克。

制作：将山药、桔梗、莲子、扁豆分别洗净，捣碎，与淘洗干净的大米一同放入砂锅中,加入清水适量,小火煮成粥。

用法:每日早晚温热食用。

(3)山药银耳大枣汤

用料:鲜山药 100 克,银耳、冰糖各 15 克,大枣 10 枚。

制作:将鲜山药去皮,洗净,切成小薄片,盛入碗中,备用。银耳用冷水泡发,掰开,拣去杂质,撕成小朵状,与洗净的大枣一同放入砂锅中,加入清水适量,大火煮沸后改用小火再煮 30 分钟,加入山药片及冰糖,继续煮至汤稠即可。

用法:每日 1～2 次,食山药、银耳、大枣,喝汤。

(4)黑豆莲藕乳鸽汤

用料:黑豆 50 克,莲藕 250 克,陈皮 1 块,乳鸽 1 只,大枣 4 枚,香油、食盐各适量。

制作:先将黑豆放入铁锅中干炒至豆衣裂开,再用清水洗净,晾干;将乳鸽宰杀,去毛杂及内脏,洗净;把莲藕、大枣、陈皮洗净,莲藕切成块,大枣去核。取汤锅上火,加适量清水,用大火烧沸,入黑豆、莲藕、乳鸽、大枣和陈皮,用中火继续炖约 3 小时,加入食盐调味,淋上香油即可。

用法:佐餐随意食用。

30. 痰火郁结型慢性咽炎患者可选用哪些食疗方

痰火郁结型慢性咽炎的饮食调养宜以化痰散结、养阴利咽为原则,食疗方可选用竹沥粥、梅花粥、川贝母沙参粥、桔梗止咳汤等。

（1）竹沥粥

用料：鲜竹沥 100 毫升，大米 100 克。

制作：将淘洗干净的大米放入锅中，加入适量清水煮粥，待粥将成时加入鲜竹沥（注：鲜竹沥为新鲜淡竹所含之汁液，制取方法为取新鲜淡竹约 1 米长，架在柴火上烧烤其中间部分，接取两端流出之淡黄色的液体）调匀，再稍煮即可。

用法：每日 1 剂，分早晚温热食用。

（2）梅花粥

用料：白梅花 10 克，大米 100 克。

制作：将白梅花洗净备用。大米淘洗干净放入锅中，加入清水适量，小火煮至粥将成时，加入白梅花，再煮 2～3 沸，粥成即可。

用法：每日早晚温热食用。

（3）川贝母沙参粥

用料：川贝母 10 克，沙参 15 克，大米 100 克，冰糖适量。

制作：将川贝母研成细粉，沙参与淘洗干净的大米一同放入锅中，加入清水适量煮粥，待粥将成时加入川贝母粉、冰糖，再稍煮至粥成即可。

用法：每日 1 剂，分早晚温热食用。

（4）桔梗止咳汤

用料：桔梗、紫菀各 10 克，猪肺 300 克，香油、食盐各适量。

制作：将猪肺洗净，切成块，与桔梗、紫菀一同放入锅中，加入清水适量，大火煮沸后，改用小火煮至猪肺熟烂，加香油、食盐调味即可。

用法：每日 1 次，食猪肺，喝汤。

31. 咽炎伴有便秘者可选用哪些食疗方

（1）玉竹沙参粥

原料：玉竹 12 克，北沙参 20 克，大米 50 克，白糖适量。

制作：将玉竹、北沙参分别洗净，一同放入砂锅中，水煎去渣取汁，把药汁与大米一同煮粥，至米熟粥将成时，调入白糖，再稍煮片刻即可。

用法：每日早晚食用。

功效：滋阴利咽，润燥通便。

（2）茼蒿炒笋丝

原料：茼蒿 100 克，莴笋 150 克，植物油、食盐、味精各适量。

制作：将茼蒿去老茎，洗净，切成小段；莴笋去外皮，洗净，切成细丝。炒锅上大火，放入植物油，烧至八成热，入笋丝翻炒片刻，再加茼蒿段同炒，放入食盐，加水焖熟，用味精调味即可。

用法：每日 1～2 次，佐餐食用。

功效：清热利咽，润肠通便。

（3）薏苡仁百合汤

原料：薏苡仁 30 克，百合 12 克，白糖适量。

制作：将薏苡仁放入锅中，加入清水适量，大火煮沸后，改用小火煮至薏苡仁熟烂，加入百合再煮片刻，放入白糖调匀即可。

用法:每日 2 次,空腹温热食用。

功效:养阴润燥,润肠通便。

(4)醋熘白菜木耳

原料:白菜 120 克,水发木耳 3 朵,生姜片 2 片,香油、肉汤、淀粉、酱油、红糖、食醋、料酒各适量。

制作:将白菜洗净,帮切成 3～4 厘米大小的块,叶切成 4 厘米大小的块。炒锅上大火,倒入香油烧热,投入生姜片,炒出香味后,放入白菜帮煸炒,再放入白菜叶翻炒,最后放入木耳翻炒均匀,加入肉汤、酱油、红糖、食醋、料酒,入味后把调好的水淀粉淋入锅内,轻轻搅拌一下勾芡即可。

用法:每日 1～2 次,佐餐食用

功效:清热养阴,润肠通便。

(5)菠萝黄瓜土豆丁

原料:菠萝 1 个,嫩黄瓜 1 根,土豆 100 克,食盐、白糖各适量。

制作:将菠萝削皮,挖眼,切成小丁,放入加有食盐的凉开水中,浸泡 10 分钟捞出,放入盘子中;嫩黄瓜洗净,切成小丁,放入碗中,撒上食盐,腌制 10 分钟,沥去水分,放入菠萝盘中;土豆去皮,洗净,切成小丁,入锅中煮熟。土豆丁取出晾凉,放入盛有菠萝、黄瓜的盘子中,撒上白糖,拌匀即可。

用法:每日 1～2 次,佐餐食用。

功效:清热养阴,通利大便。

附录：人体常用穴位示意图

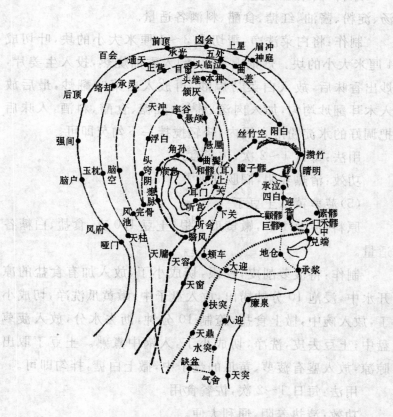

附图1　头面颈项部穴位示意图

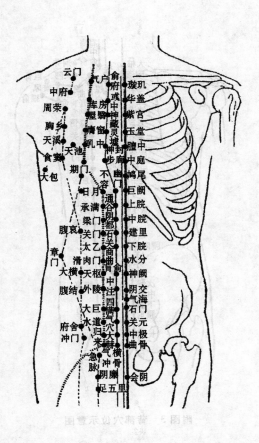

附图2 胸腹部穴位示意图

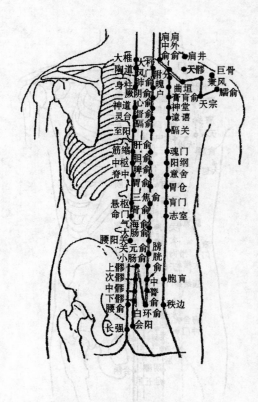

附图3 背部穴位示意图

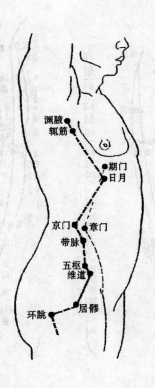

附图 4　胁肋部穴位示意图

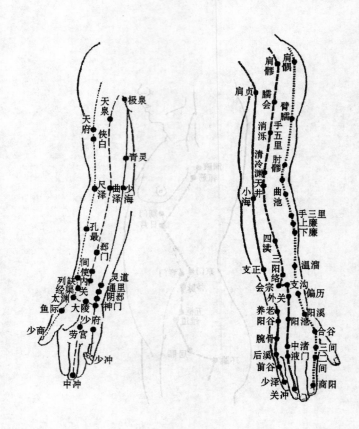

附图 5　上肢内侧部穴位示意图　　附图 6　上肢外侧部穴位示意图

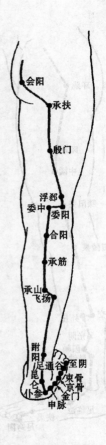

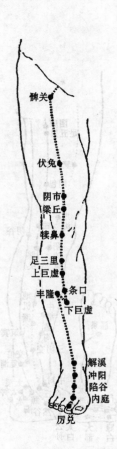

附图 7　下肢后部穴位示意图　　**附图 8　下肢前部穴位示意图**

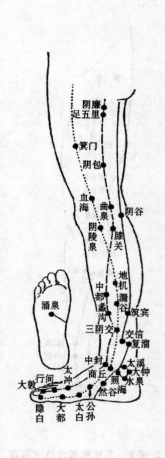

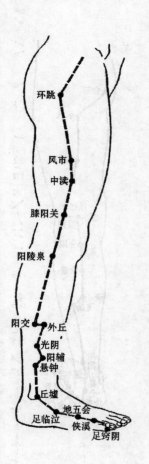

附图 9　下肢内侧部穴位示意图　　　附图 10　下肢外侧部穴位示意图

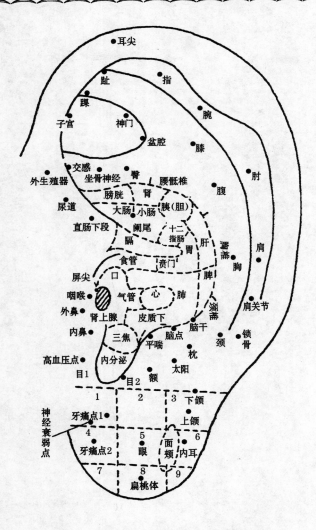

附图 11　常用耳穴示意图

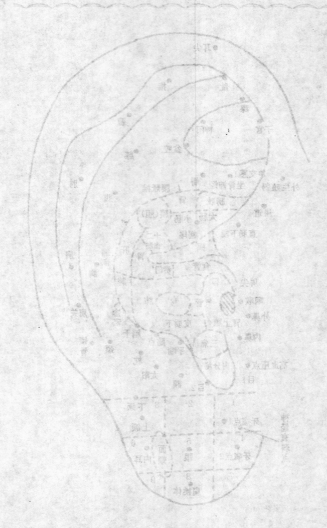

图四 常用耳穴示意图